Legal & Descargo de responsabilidad

La información contenida en este libro y su contenido no tiene por objeto reemplazar o sustituir ninguna forma de asesoramiento médico o profesional; y no pretende sustituir la necesidad de asesoramiento o servicios médicos, financieros, jurídicos o profesionales de otro tipo independientes, según sea necesario. El contenido y la información de este libro se ha proporcionado sólo con fines educativos y de entretenimiento.

El contenido y la información de este libro ha sido recopilado de fuentes consideradas fiables y es exacto según el conocimiento, la información y la creencia del autor. Sin embargo, el autor no puede garantizar su exactitud y validez y no puede ser considerado responsable de ningún error y/u omisión. Además, periódicamente se realizan cambios en este libro cuando es necesario. Cuando sea apropiado an/o necesario, debe consultar a un profesional (incluyendo, pero no limitado a su médico, abogado, asesor financiero o cualquier otro asesor profesional) antes de usar cualquiera de los remedios, técnicas o información sugeridos en este libro.

Al utilizar el contenido y la información contenida en este libro, usted acepta eximir al Autor de cualquier daño, costo y gasto,

Hipno-Parto

Técnicas de Hipno-Parto para un Parto
Tranquilo y sin Dolor [Hypnobirthing,
Spanish Edition]

Clara La Madre

incluyendo cualquier honorario legal que pueda resultar de la aplicación de cualquier información proporcionada por este libro. Esta renuncia se aplica a cualquier pérdida, daño o perjuicio causado por el uso y la aplicación, ya sea directa o indirectamente, de cualquier consejo o información presentada, ya sea por incumplimiento de contrato, agravio, negligencia, lesión personal, intención criminal o bajo cualquier otra causa de acción.

Usted se compromete a aceptar todos los riesgos de usar la información presentada en este libro.

Usted está de acuerdo en que al continuar leyendo esane libro, cuando sea apropiado y/o necesario, deberá consultar a un profesional (incluyendo, pero no limitándose a su médico, abogado o asesor financiero o cualquier otro asesor que sea necesario) antes de usar cualquiera de los remedios, técnicas o información sugeridos en este libro.

Indice

INTRODUCCIÓN

La hipnobucleosis es una estrategia para atormentar a los ejecutivos que puede ser utilizada durante el trabajo y el nacimiento. Incluye la utilización de una mezcla de métodos de representación, desenvolvimiento y respiración profunda. Las prácticas de respiración han sido durante bastante tiempo una parte de las clases prenatales. El hipnobarrio toma esto e incluye sistemas de desenrollado, representación y cuidado para ayudarle a concentrarse en su cuerpo y en la presentación de su hijo. El hipnobucto puede ser utilizado con cualquier otro tipo de alivio de la incomodidad y ser agregado a su introducción al arreglo mundial.

¿Cuáles son las estrategias y sistemas utilizados en la hipnoterapia?

Relajación controlada

Respirar profundamente, dentro de la nariz y fuera de la boca, puede ayudar a mantenerte tranquila y disminuir las molestias del parto.

Representación

La representación es el lugar donde imaginas la presentación de tu hijo y lo que necesitas que ocurra. Puede ser algo muy explícito o cada vez más amplio, similar a una inclinación que se necesita tener. Por ejemplo, podrías imaginarte lo que se sentirá al sujetar a tu bebé piel con piel después de ser concebido. Se asemeja a una práctica en su psique para ayudarle a sentirse cada vez más ordenado y positivo.

"¡Simplemente seguí respirando y me concentré en todo lo que podía descubrir, que terminó siendo una lana perfecta!

La reflexión puede ayudarle a concentrarse en su cuerpo y en su hijo durante el trabajo, pasando por alto cualquier clamor adicional o las cosas que suceden a su alrededor. Mi pareja me hizo una colección para usar durante el trabajo y el embarazo. Realmente me ayudó a descubrir la tranquilidad en el estado de la clínica médica".

¿Funciona la hipnoterapia?

Por el momento, hay una investigación restringida sobre la hipnobligación. Una investigación aleatoria de 680 mujeres financiada por el NHS en 2013 no demostró de forma decisiva que fuera convincente. Esto implica que funcionará para ciertas damas y no para otras. Aquí hay una parte de las razones por las que puede decidir tomar una puñalada en la hipnoterapia:

La hipnoterapia puede ayudar a supervisar las hormonas de la presión, por ejemplo, la adrenalina, y a disminuir la tensión, lo que debería provocar un parto más tranquilo. Durante el trabajo, tu cuerpo crea un brebaje llamado oxitocina, que ayuda a progresar en tu trabajo. Las hormonas del estrés influyen en la creación de la oxitocina, y hacen que su trabajo sea más largo.

La supervisión de la presión puede igualmente disminuir una parte del temor y la agonía experimentados durante el trabajo.

De vez en cuando, el hipnobuceo ha aparecido para acortar el trabajo.

Trabajar en la hipnoterapia, ya sea en una clase, con un libro o un CD, puede ayudarte a sentirte progresivamente organizado y en control cuando empiece el trabajo. Puede ayudarte a adaptarte a los nervios en caso de que hayas tenido un horrible entendimiento de nacimiento en el pasado. La hipnoterapia puede disminuir la necesidad de medicamentos y la intercesión terapéutica. Sea como fuere, puedes tener un alivio extra de la incomodidad también en la remota posibilidad de que lo necesites. Se puede añadir a cualquier plan de parto y las estrategias se pueden utilizar en cualquier lugar donde se conciba un hijo, en una clínica médica o en un centro de natalidad, o en casa.

La hipnobligatoriedad puede beneficiarle también después del nacimiento, con algunas pruebas que indican que puede hacer que disminuya la oportunidad de la desdicha postnatal.

Descubrí que ayudar a mi cómplice a concebir una descendencia utilizando el hipnobarrio es excepcionalmente satisfactorio. Aprender los procedimientos juntos implicaba que tenía la opción de hablarle sobre la afluencia de cada compresión, recordándole que permaneciera comprometida y suelta y que ella era la responsable de la experiencia. Tuvo mucho efecto al tener la opción de lograr algo positivo durante su trabajo y verla lidiar con el tormento por sí misma". Nigel. Examinar progresivamente su experiencia...

¿Hay debilidades en la hipnoterapia?

Trabajar en la hipnoterapia no significa que no ocurran cosas repentinas. Un nacimiento sin intercesiones o inconvenientes medicinales nunca puede ser asegurado. En cualquier caso, averiguar cómo relajarse y permanecer callado puede ayudarte a sentirte más a cargo durante el trabajo si las cosas no se diseñan.

"Leímos un libro y sintonizamos cintas de contemplación de sonido, pero no se completaron, ya que realmente no nos sometimos a él. Daisy

La mayoría de las clases y regímenes de hipnoterapia se llevan a cabo en secreto, así que, considerándolo todo, deberías pagar.

Capítulo 1: ¿Qué es el Hipnobarto?

El hipnobarrio, según la definición de dictinary.com, es un enfoque para controlar el dolor, así como el estrés y la ansiedad, a lo largo del parto. Esto incluye varias técnicas de relajación terapéutica, como la respiración profunda y la visualización.

Es esencialmente tomar esas viejas creencias y pensamientos en torno al parto, que estaban provocando ansiedad, y luego transformar esas viejas creencias en otras nuevas que te preparen positivamente para el parto. El hipnobarrio incluye entonces añadir técnicas de curación funcional y enseñarte a cambiar tu actitud para darte la experiencia de parto favorable que prefieras.

Es una estrategia de parto que consolida la respiración extensiva, el desenvolvimiento, la representación, la auto mensajería y la dirección tanto para usted como para su pareja de parto. Puedes usar los sistemas en el trabajo de parto y en el transporte para ayudarte a adaptarte al dolor.

Algunas personas pueden sentirse desanimadas por la palabra 'hipnobirismo'. Si no se sabe nada sobre la hipnoterapia, la palabra puede evocar imágenes de hipnosis escénica donde la gente es hipnotizada para comer cebollas como si fueran manzanas, ¡patrones de remolinos, control mental y Dios sabe qué más! Esto es gracias a la hipnosis escénica que se muestra en algunos programas de televisión, que se hace sólo con fines de entretenimiento.

Todos entramos en el estado de hipnosis varias veces al día, por lo que es un estado natural muy familiar para nuestras mentes y cuerpos y todos podemos hacerlo. ¿Alguna vez te has relajado viendo una película y te has absorbido totalmente en ella, para no notar que alguien te habla? ¿O comenzó a leer una novela y antes de darse cuenta ha perdido el contacto con el tiempo - el tiempo ha pasado volando en lo que parecía un corto espacio de tiempo? ¿Qué tal cuando has estado conduciendo por una ruta conocida y de repente llegas a tu destino, pero no recuerdas realmente partes del viaje? ¡Todos estos son ejemplos de estados trans naturales o hipnosis, pero en el ejemplo de la conducción de un coche que inmediatamente cambiaría a un estado consciente y evitaría el peligro si un coche se pusiera delante de usted!

Para desmitificarlo, la hipnoterapia es una simple preparación prenatal para el nacimiento que implica:

autohipnosis;

técnicas fáciles de aprender para trabajar con tu respiración;

...relajaciones guiadas;

una comprensión sobre el poder de la mente y la conexión mente-cuerpo;

desarrollar una comprensión sobre el poderoso efecto del lenguaje en la mente y el cuerpo durante el trabajo;

afirmaciones positivas;

usando la visualización;

comprender el poder de las hormonas liberadas durante el trabajo de parto natural y el entorno del nacimiento durante el trabajo de parto;

la toma de decisiones informadas y la comprensión de sus opciones y elecciones durante el trabajo de parto y el nacimiento;

aprendiendo a liberar los miedos;

aprender cómo funciona el cuerpo durante el trabajo de parto y el nacimiento y qué factores pueden ayudar u obstaculizar este proceso (algunos de estos factores ya los hemos tratado en capítulos anteriores).

Por lo tanto, el hipnoparto es una completa educación y preparación prenatal en sí misma, combinada con algunos elementos muy prácticos. Podría ser útil pensar en ello como un cambio de mentalidad o una revisión.

Una parte esencial de un curso de hipnoterapia (y, de hecho, de cualquier buen curso prenatal o libro de preparación para el parto) es el proceso en el que se aprenden técnicas prácticas que se pueden utilizar para que pueda mantenerse tranquila y relajada durante el trabajo de parto y el nacimiento, combinadas con conocimientos y una toma de decisiones informada para que el nacimiento sea una experiencia positiva.

Las mujeres que practican la hipnoterapia informan con frecuencia de que pueden relajarse y disfrutar de su embarazo y sentirse más positivas preparándose para el trabajo de parto y el nacimiento. Disfrutan de las relajaciones guiadas, se duermen escuchando los MP3 y aprenden a confiar en sus cuerpos. Las mujeres ya saben cómo dar a luz, pero tristemente, es común que la fe y la confianza en el proceso se haya perdido en el camino. El hipnobarrio ofrece a las mujeres y a sus parejas de nacimiento un conjunto de herramientas y técnicas que pueden ayudarles a utilizar sus ya presentes instintos naturales de nacimiento.

La práctica específica de las técnicas de respiración y el cambio de mentalidad a menudo pueden dar lugar a una experiencia de parto más cómoda, ya que las parejas informan de que se sienten más tranquilos y en control, independientemente de cómo se haya desarrollado el parto. La hipnoterapia se ha vuelto muy popular, con muchas mujeres usando las técnicas y algunas parteras y unidades de maternidad ofreciendo clases.

La hipnoterapia no consiste necesariamente en eliminar el dolor, sino más bien en remarcarlo y comprender cómo funciona el cuerpo para dar a luz al bebé. Las prácticas de respiración y mentalidad ayudan a permitirle soltarse, entregarse a su cuerpo en lugar de luchar o resistir las oleadas, lo que reduce o elimina el miedo y el pánico, con todos los problemas que conllevan.

Mientras que algunas mujeres informan de que sólo experimentaron tensiones o presiones durante el parto, otras mujeres informan de que sí sintieron dolor, pero que no se sintieron fuera de control ni asustadas por ello. Entendieron cuál era su propósito, que son sus oleadas trabajando duro para traer a su bebé en lugar de que algo malo ocurra.

Si decide realizar un curso de hipnoterapia, es mejor comenzar más temprano en el embarazo que más tarde, ya que la mayoría de las parejas comienzan entre las 20 y 30 semanas de embarazo. Esto es para permitir mucha repetición para abrazar una mentalidad diferente alrededor del nacimiento. Sin embargo, si se llega a la hipnoterapia después de 30 semanas, es importante que no se posponga - sólo tendrá que comprometerse e intensificar su práctica, en lugar de construirla lentamente.

Ventajas de la hipnoterapia

Las técnicas de hipnoterapia ayudan a una mujer a relajarse, lo que a su vez:

Significa que va a respirar profundamente y con calma, lo que aumenta el oxígeno para ella y su bebé.

Significa que activará la respuesta parasimpática de "calma y conexión" asegurando que el útero, la placenta y el bebé tengan un buen suministro de sangre.

Es probable que las sobretensiones sean más eficientes.

El mecanismo de "lucha o huida" no está estimulado.

La producción de endorfinas, el analgésico natural y superpoderoso del cuerpo, se incrementa.

Las mujeres y las parejas se sienten empoderadas.

Las parejas de nacimiento están muy involucradas y tienen un papel importante.

Es común que no se necesite ningún medicamento.

Las mujeres están informadas y entienden cómo funciona su cuerpo en el trabajo de parto.

Las mujeres dicen sentirse calmadas y en control, sea cual sea el giro del parto.

No hay efectos secundarios perjudiciales para la madre o el bebé - de hecho, los bebés se benefician del aumento de oxígeno de la respiración tranquila, regular y profunda.

Practicar el hipnoblecimiento durante el embarazo a menudo significa que la mujer puede sentirse más positiva al acercarse el trabajo de parto y el nacimiento. Tendrá un kit de herramientas que le permitirá hacer frente a los desafíos o a los momentos de "tambaleo", lo que significa que podrá disfrutar de su embarazo sin temores innecesarios que se ciernen sobre ella.

Los padres a menudo informan que disfrutan de un poco de tiempo libre varias veces a la semana para concentrarse en el embarazo, en el bebé y en los demás.

Una mujer también puede practicar sola y quedarse dormida con los MP3 está bien.

Posibles desventajas de la hipnoterapia:

Se requiere tiempo y esfuerzo constante para obtener todos los beneficios de la hipnoterapia - pero esto se describe a menudo como relajante, agradable y positivo, ¿así que es realmente una desventaja?

Hacer un curso de hipnobucleosis cuesta dinero, pero muchas mujeres pueden practicar con éxito la hipnobucleosis leyendo libros y escuchando los MP3 de relajación.

Es posible que no tenga un profesional en su área, pero una clase por Skype o un curso en línea puede ser una opción.

A veces las mujeres sienten que no funcionó para ellas, o que sólo les ayudó durante parte de su trabajo y se sienten decepcionadas por ello.

¿Qué es la hipnosis?

Mucha gente piensa que la hipnosis es una cosa misteriosa que alguien les hace. Pueden imaginarse a una persona acostada en un sofá, con el hipnoterapeuta a su lado trabajando su

magia mientras el paciente está pasivo. En realidad, toda hipnosis es autohipnosis y durante la hipnosis nadie puede obligarte a hacer nada que no quieras hacer y sólo aceptarás sugerencias que sean moralmente correctas para ti.

La mente es, por supuesto, increíblemente compleja, pero intente pensar que existe en dos partes: la mente consciente y la subconsciente. La mente consciente es donde pasamos la mayor parte del tiempo, pero en realidad es la parte más débil de la mente. Regula la toma de decisiones, el procesamiento de la información, la percepción a través de los cinco sentidos, el pensamiento crítico, el pensamiento analítico, la conciencia espacial, los juicios, la conciencia de sí mismo y la conciencia del tiempo.

El subconsciente es la parte más poderosa de la mente. Regula la memoria, la imaginación, los sueños y el instinto, y transmite la información a la conciencia. También es nuestra memoria permanente, así que todo lo que hemos experimentado está almacenado aquí, como una enorme base de datos. A medida que pasamos por la vida, esta base de datos de información se desarrolla en nuestras creencias y hábitos, convirtiéndonos en lo que somos hoy. Nuestras creencias dictan cómo pensamos y las acciones que tomaremos.

A grandes rasgos, cuando una persona se relaja en la hipnosis, se encuentra en un estado de mayor conciencia, concentrándose en las palabras que se dicen. En este estado la mente consciente de juicio y análisis es suprimida permitiendo el acceso a la poderosa mente subconsciente.

Los guiones de hipnoblecimiento que su pareja le lee y/o los MP3 que escucha son capaces de sugerir ideas y conceptos positivos directamente a su subconsciente en torno a la confianza en la capacidad de su cuerpo para dar a luz a su bebé - y estas semillas de positividad se plantan firmemente en el subconsciente. Como la mente subconsciente es una fuerza más poderosa e instintiva que la mente consciente, esta es la parte que tiene que cambiar para enmendar las viejas creencias negativas.

La mente subconsciente, que no distingue entre lo que es real y lo que es imaginario, está abierta a todo tipo de realidades positivas, como "estás preparado y listo para relajarte en una maravillosa experiencia de nacimiento".

Una persona debe estar dispuesta e interesada, ya que sólo ella puede permitirse acostarse, comenzar a respirar profundamente, relajarse y escuchar las relajaciones guiadas. Nadie puede hacerles usar su imaginación para visualizar ciertos eventos.

Es bueno que la hipnosis sea voluntaria, ya que esto significa que siempre se tiene el control total de uno mismo, pero también significa que una persona tiene que estar realmente interesada en probar la hipnoterapia y comprometerse a utilizar el poder de la mente. La hipnoterapia sería inútil si no tuvieras interés o creencia en ella.

Así que sí, todavía eres consciente de lo que pasa a tu alrededor, pero estás abierto a sugerencias positivas y menos centrado en tu entorno inmediato.

Para usar la hipnoterapia se requiere practicar las técnicas. La mayoría de nosotros hemos crecido pensando que el trabajo de parto y el nacimiento es algo que tenemos que "superar", y que será increíblemente doloroso y aterrador. Hemos escuchado las historias de nacimiento de nuestra tía, nuestra madre y nuestros amigos, sin mencionar como el nacimiento es retratado en los medios y en los programas de televisión, y, por lo tanto, a menos que seas muy afortunado, suelen ser historias bastante negativas.

Desaprender estos programas, historias y creencias poco útiles que tenemos sobre el nacimiento lleva tiempo y repetición y apartar un poco de tiempo en su semana para centrarse en esto. Cuando las acciones e ideas se repiten una y otra vez se convierten en hábitos y creencias que pueden ser muy poderosos.

La autohipnosis es una forma de aclarar eso y llenar esa sección con positividad en su lugar. Entonces, cuando entres en el trabajo de parto, tu mente accederá a la información positiva del nacimiento que has guardado en tu subconsciente. Tu cerebro creerá que "el nacimiento está bien y es seguro", lo que puede prevenir el ciclo de miedo-dolor y el aumento de los niveles de adrenalina que afecta negativamente a la liberación natural de las útiles hormonas del nacimiento.

Cuando una mujer de parto está relajada, sus oleadas pueden hacer el trabajo que se supone que deben hacer. Esto significa que sus músculos uterinos trabajan juntos como es natural: el segmento superior del útero se contrae fuertemente y con cada contracción sucesiva las fibras musculares del segmento superior se hacen más cortas y gruesas (retracción), lo que a su vez hace que la parte más débil y delgada del útero inferior se levante y al hacerlo se dilata el cuello del útero, moviendo gradualmente al bebé hacia abajo. Con cada contracción la parte superior del útero se vuelve más y más gruesa. La tensión en la mente y el cuerpo hace que el cuello del útero permanezca tenso y cerrado, lo que significa que los dos conjuntos de músculos trabajan uno contra el otro, lo que da lugar a una mayor experiencia de dolor y a un parto más lento.

Capítulo 2: La Filosofía del Hipnobarrio

La "fisiología hormonal de la maternidad" alude aquí a los procedimientos biológicos relacionados con la propagación desde el embarazo a través de la melancolía del bebé y los períodos infantiles en relación con los marcos hormonales endógenos innatos. "Maternidad fisiológica" alude a la maternidad que cumple con las formas biológicas del sonido. Las pruebas predecibles y conscientes demuestran que la maternidad fisiológica fomenta resultados ventajosos (salutógenos) en las mujeres y los niños al promover la preparación fetal para el nacimiento y el bienestar durante el trabajo, mejorar la viabilidad del trabajo, proporcionar ayuda fisiológica para la presión y el tormento del trabajo, promover los avances y ajustes maternos e infantiles, y agilizar la lactancia materna y la conexión entre la madre y el recién nacido, entre otros numerosos procedimientos.

El período perinatal es profundamente delicado para la madre y el niño en relación con los procedimientos hormonales y otros procedimientos biológicos. Las prácticas que promueven (mediante estrategias ideales y límites marco), apoyan (con prácticas de estímulo directo), y aseguran (de la agravación) la maternidad fisiológica puede tener ventajas intensas y continuas, por ejemplo, mediante el apoyo a la lactancia materna.

La maternidad contemporánea se ha beneficiado de numerosos avances medicinales y de proveedores de cuidados de maternidad profundamente dotados y sometidos, en particular para las madres y los bebés que requieren cuidados extraordinarios. Sea como fuere, los altos ritmos actuales de intercesión de la atención de la maternidad podrían ser desventajosos para la parte sólida dominante. Las prácticas y mediaciones básicas de la atención materna pueden afectar a la fisiología hormonal de la madre y el niño, según lo indican los conocimientos fisiológicos y las reflexiones de los seres humanos y las criaturas. Los efectos sobre la fisiología hormonal y las ramificaciones para la madre o potencialmente el bebé pueden ocurrir en el período perinatal o en el pasado. Por ejemplo, las cesáreas prelaborales están relacionadas con una disminución de la epinefrina-norepinefrina fetal/infantil debido a la pérdida de la "inundación de catecolamina", lo que puede sumarse a la expansión de las vías respiratorias y a diferentes morbilidades. Se pueden concebir impactos a largo plazo de las interrupciones hormonales perinatales en damas y bebés, según los descubrimientos temporales de los humanos y las fuertes criaturas que se preguntan.

Los temas y estándares de fisiología hormonal del centro se repiten a lo largo de los resultados orquestados en este informe, descubriendo importantes interconexiones en numerosos niveles y después de algún tiempo, como persigue.

La resistencia de la madre y el recién nacido durante el parto es claramente básica para el logro conceptual, pero igualmente importantes para la resistencia a largo plazo son la lactancia fructífera y la conexión entre la madre y el bebé inmediatamente después del nacimiento. Estas formas de intervención hormonal se entrelazan y no se detienen con los procedimientos biológicos del parto. La alteración de la fisiología hormonal perinatal puede de esta manera influir en el trabajo y el nacimiento, pero además en la lactancia y la conexión madre-bebé. Como las personas comparten numerosos procedimientos conceptuales con diferentes vertebrados, la exploración de la criatura ilumina la fisiología hormonal humana, particularmente donde la investigación humana está ahora mismo restringida.

La fisiología hormonal está interrelacionada, facilitada y comúnmente controlada entre la madre y el bebé para mejorar los resultados de ambos. Por ejemplo, el estado de la madre y el feto para el trabajo se ajusta inequívocamente al comienzo fisiológico del trabajo a término para racionalizar la competencia laboral y los cambios maternos e infantiles. Además, el contacto piel a piel después del nacimiento suele dirigir los marcos de oxitocina materna e infantil. Como guía general, las consecuencias para la fisiología hormonal materna influyen en la fisiología hormonal fetal e infantil, y al revés.

Desde el embarazo, pasando por el trabajo y el nacimiento, la lactancia y la conexión madre-bebé, los procedimientos hormonales de la maternidad fisiológica prevén y se preparan para los próximos procedimientos y necesidades orgánicas. Por ejemplo, la regulación previa al parto de los receptores de oxitocina uterina materna mejora la capacidad de trabajo, y la regulación previa al parto de los receptores de epinefrina-norepinefrina mejora los ajustes fetales para trabajar la hipoxia y los cambios del bebé mediante la inundación fetal de catecolamina.

Los marcos hormonales aquí descritos tienen colaboraciones complejas en el período perinatal, que incluyen el avance o la obstaculización de la acción de cada uno. Esto puede intensificar los impactos hormonales, provocando los pináculos que representan el nacimiento fisiológico. Por ejemplo, los topes de oxitocina de trabajo tardío, avanzados por niveles significativos de prolactina y la oxitocina misma, ayudan en la etapa de empuje. Así que también, las hormonas de presión y estrés pueden alterar el progreso del trabajo por medio de la interorquestación hormonal.

Las perturbaciones hormonales pueden intensificarse cuando una mediación requiere e incita a otra que se utiliza para examinar, evitar o tratar sus síntomas. Esta aceleración de la innovación puede además perturbar la fisiología hormonal y presentar peligros adicionales para la madre y el niño. Por ejemplo, la disminución de la oxitocina materna que en su mayor parte persigue la organización de la ausencia de dolor epidural puede hacer que se utilice la oxitocina artificial para remediarlo. La utilización de la oxitocina artificial puede desensibilizar la estructura de los receptores de oxitocina y aumentar el peligro de que se produzca un drenaje de la "baby blues".

Las exposiciones no fisiológicas durante el período perinatal delicado pueden alterar los marcos hormonales de la posteridad, con impactos naturales, formativos y de conducta mejorados y adicionalmente sufridos, como los que se encuentran en la posteridad de las criaturas, probablemente por medio de impactos de programación epigenética. El alto calibre y el largo camino que el ser humano piensa después de la presentación fetal/infantil a los medicamentos perinatales y las intercesiones están excepcionalmente restringidas. De esta manera, la actual forma basada en pruebas para tratar de reconocer la consideración protegida y convincente, a la luz del desarrollo del momento actual y la evaluación limitada de los resultados de la intervención hormonal, por ejemplo, la lactancia materna, puede no dar suficientes escudos a las madres y los niños.

Esencialmente, las contemplaciones farmacológicas ordinarias a corto plazo de la presentación de medicamentos para el feto/infante (por ejemplo, la porción, el lapso, la digestión) pueden no proteger suficientemente al infante. Los niveles de vulnerabilidad de los impactos a largo plazo proponen que se examinen las necesidades y se respalde el mantenerse alejado de mediaciones innecesarias.

El comienzo fisiológico (sin restricciones) del trabajo a término es un procedimiento complejo y no del todo conseguido. Básico para la resistencia, se cree que su planificación está básicamente controlada por el desarrollo del niño, mediante la generación de cortisol fetal, facilitado con la preparación de la madre para el parto, a través de la creación de estrógeno y diferentes formas. El momento del comienzo fisiológico del trabajo de término es difícil de anticipar debido a la típica variedad en la duración del desarrollo humano.

Con el comienzo fisiológico del trabajo a término, los marcos materno y fetal están completamente preparados y absolutamente ajustados para un trabajo y un nacimiento protegidos y viables, y para los avances fisiológicos ideales de la "baby blues", incluyendo el inicio de la lactancia y la conexión madre-hijo, según lo indicado por los entendimientos fisiológicos, y en los que piensa el ser humano y la criatura. Los arreglos fisiológicos previos al parto ocurren en las semanas, días y (en la criatura considera) horas antes del comienzo del trabajo.

La regla de la hipnosis en el hipnoblecimiento

Los manuscritos de hipnoblecimiento que tu compañero te lee y/o los MP3 que escuchas son capaces de recomendar conceptos e ideas positivas directamente a tu subconsciente en torno a la confianza en la capacidad de tu cuerpo para dar a luz a tu bebé - así como estas semillas de positividad se desarrollan fuertemente en el subconsciente. Como la mente subconsciente es una fuerza mucho más poderosa e instintiva que la mente consciente, esta es la parte que tiene que transformarse para enmendar viejas ideas desfavorables.

La mente subconsciente, que no distingue entre lo que es real y lo que es imaginario, está abierta a todo tipo de hechos positivos, como "estás listo y preparado para relajarte en una maravillosa experiencia de nacimiento".

Cada paso de cualquier tipo de hipnoterapia es completamente voluntario. Una persona debe querer relajarse, ya que sólo ella puede permitirse descansar, comenzar a respirar profundamente y prestar atención a las relajaciones dirigidas. Nadie puede hacer que utilicen su imaginación para visualizar eventos particulares.

Las madres embarazadas, cuando usan el hipnobrinaje tienen un control total de sí mismas. El hipnobuceo no tendría ningún valor para alguien que no tuviera ningún interés o idea en él.

Algunos individuos declaran, después de haber utilizado la autohipnosis o haber visto a un hipnoterapeuta, "No puede haber funcionado ya que yo era consciente de lo que estaba ocurriendo a mi alrededor durante la sesión. Escuché el timbre del teléfono y los individuos hablando al aire libre". Sin embargo, la autohipnosis sólo significa tener un tiempo tranquilo y sin perturbaciones, enfocarse en el interior o en un determinado tema, y también permitirse a sí mismo ir a la deriva en un estado mental profundamente relajado - al escuchar a su compañero leer en voz alta entre los guiones de este libro de manera positiva y repetida.

Así que sí, todavía eres consciente de lo que pasa a tu alrededor, pero estás abierto a consejos positivos, así como menos concentrado en tu entorno inmediato.

Capítulo 3: Preparación interna del parto y más allá

Es la segunda clase del curso MBCP, y esta noche aprenderemos un poco más el uno del otro y profundizaremos en la práctica de la atención plena. Una vez que todos se hayan instalado cómodamente, empiezo.

"Me gustaría invitar a cada uno de ustedes a unirse a mí en una pequeña reflexión guiada. Deje que sus ojos se cierren si se siente cómodo haciéndolo, y llegue a las sensaciones de la respiración. Tomando un momento ahora, imagínese de pie junto a un pozo. Tal vez es un pozo que ha visto antes, o uno que se imagina ahora mismo. Observen el paisaje alrededor de este pozo, el clima, la temperatura del aire. Mirando el suelo por tus pies, coge una piedra. Siente su peso, su textura contra la piel de la palma de tu mano. Ahora, sosteniendo la piedra sobre la abertura del pozo, que se convierta en una pregunta.

El aula está en silencio. Después de un tiempo toco las campanas y todos abren los ojos. A través del intercambio que sigue, llegamos a una mejor comprensión de quiénes somos cada uno de nosotros y lo que nos ha traído a este momento en esta sala. Aprovechando el hecho de vernos en un contexto ampliado, ahora podemos hacer lo mismo con nuestra práctica de la atención.

La transición es la fase del parto en la que el cuello del útero se dilata completamente hasta los 10 cm y el bebé se coloca en posición para bajar por el canal de parto. En esta fase, tus contracciones serán más intensas y tendrás la necesidad de empujar. La coordinación de los empujes con las contracciones le dará los mejores resultados. Hay varias posiciones que se pueden usar para el parto de su bebé. Usted y su equipo de parto elegirán el que mejor funcione para usted y su parto.

Posiciones de entrega

La posición que utilice para dar a luz a su bebé es muy importante. Algunas posiciones en realidad aceleran el nacimiento de su bebé usando la gravedad para ayudar a empujar al bebé hacia abajo y hacia fuera y maximizando el trabajo que su cuerpo está haciendo con cada contracción y empuje. Otras posiciones pueden en realidad ralentizar el proceso de entrega.

Muchas mujeres piensan en estar acostadas en la cama del hospital, con los pies en los estribos y las rodillas akimbo cuando se imaginan dando a luz a su bebé. Hay varias razones para esto. Primero, es la escena que vemos en las películas y en la televisión la mayor parte del tiempo. En segundo lugar, durante años esta es la posición preferida de los hospitales, ya que da a los médicos y enfermeras el mayor control y el acceso más fácil. Sin embargo, esta es en realidad una de las posiciones menos efectivas para la entrega. Acostarse en la cama limita físicamente la capacidad de expansión de las caderas en un treinta por ciento. Esta posición funciona contra la gravedad en lugar de con ella. Aumenta el riesgo de necesitar la ayuda de fórceps o una aspiradora para sacar al bebé. También aumenta en gran medida el riesgo de desgarramiento del perineo. En esta sección, exploraremos algunas otras posiciones de entrega que realmente ayudan a su cuerpo en el proceso de entrega.

- Arrodillarse/limpiarse- Arrodillarse al lado de la cama e inclinarse hacia adelante o agacharse sobre una bola de parto son muy buenas posiciones para el parto. Esta posición es particularmente buena para mantener las contracciones fuertes y permitirle balancearse hacia atrás y adelante mientras se inclina hacia abajo en la contracción. También utiliza la fuerza de la gravedad para mover a su bebé hacia abajo y hacia fuera. Esta posición también le permite a su pareja de parto un mayor acceso para apoyarla poniendo sus brazos alrededor de usted durante las contracciones, sosteniendo sus manos y manteniendo su cabello fuera de su cara. Esas pequeñas cosas significan mucho durante el parto.

- En los cuatro... Es una gran posición si estás experimentando un parto de espalda. Aunque esta posición puede reducir un poco las contracciones, minimiza el riesgo de desgarrar el perineo. Es una de las mejores posiciones para el parto de bebés grandes.

- Sentado... Sentado es una buena posición alternativa si debes permanecer en la cama por razones médicas. Aprovecha mejor la gravedad que estar tumbado, pero estás sentado en el coxis, lo que puede hacer más difícil que el bebé baje.

- Acostado... Esta posición funciona contra la gravedad y puede retrasar el parto. En algunos casos, deben retrasar el parto si el bebé viene demasiado rápido antes de que se produzca la dilatación completa. Esta también es una buena posición si la madre está completamente agotada. Puede descansar más fácilmente entre las contracciones. También es la mejor posición si hay preocupaciones médicas que los médicos y enfermeras deben poder atender rápidamente ya que les da el mejor acceso.

Es importante que se sienta psicológica y físicamente cómoda con la posición en la que eligió para dar a luz a su bebé. Cada posición tiene sus pros y sus contras. No hay una elección correcta o incorrecta. Sólo hay una elección correcta para ti en esta entrega.

Empujando

Una vez que el cuello del útero esté completamente dilatado, comenzará a sentir la necesidad de pujar. Sus contracciones pueden tener más tiempo entre ellas una vez más, permitiéndole tener un momento de descanso entre las contracciones y los empujes. La necesidad de pujar se parece mucho a la sensación que tienes cuando necesitas vaciar tus intestinos. Puede que tengas un bm mientras empujas. Esto es perfectamente natural y no hay nada de qué avergonzarse. Esta es la forma en que la naturaleza se asegura de que nada obstruya el canal de nacimiento.

Hay algo muy primitivo y fortalecedor en el nacimiento de tu bebé. Muchas mujeres se sienten muy conectadas a sus propios cuerpos y a su bebé durante esta fase del parto. Algunas mujeres incluso describen que el tiempo parece detenerse durante esta fase y entran en un mundo propio. Esta sensación hace que el tiempo que pasan pujando parezca más corto, ya que están tan concentrados en sus bebés y en sus propios cuerpos.

Si estás en una de las posiciones verticales, la fuerza de gravedad en sí misma está ayudando al nacimiento de tu bebé. Esto se suma a la sensación primitiva y conectada que trae esta fase de entrega. Sigue los instintos de tu cuerpo y empuja cuando te diga que empujes. Esto acelerará la entrega y minimizará el riesgo de desgarramiento.

Su respiración es muy importante para esta etapa del parto. Respira profundamente en tu abdomen, esto lleva la mayor cantidad de oxígeno a tus músculos y también ayuda a concentrarte a través del dolor. Una vez que la cabeza de su bebé esté coronada, el médico o la comadrona le pedirán que deje de pujar un momento mientras se aseguran de que el cordón umbilical esté en la posición correcta. Durante este tiempo usa la técnica de "soplar una vela" para resistir el impulso de empujar.

¡Esta fase del parto termina con el parto sano de su bebé! ¡Felicidades!

Después del nacimiento de su bebé, usted entregará la placenta. Esto es relativamente indoloro. La mayoría de las mujeres están tan concentradas en su nuevo bebé que esto apenas se registra. La enfermera o la partera pueden presionar su abdomen para ayudar a expulsar la placenta o pueden darle una inyección de Pitocin en su pierna para acelerar el proceso. Una vez que la placenta es liberada, el doctor o la partera la examinará para asegurarse de que toda la placenta fue liberada intacta. Es importante que se les entregue toda la placenta para evitar infecciones más adelante.

Cuidado postnatal del bebé

El contacto piel a piel con el bebé es una parte muy importante de la experiencia inicial del vínculo afectivo. Tanto la madre como el padre deben crear un vínculo con su bebé usando este método. Se ha demostrado que el contacto piel a piel con sus padres también tiene otros beneficios físicos. Los bebés que tienen contacto piel a piel con sus padres tienen una mejor función cardíaca y pulmonar en comparación con los bebés que no tienen el mismo contacto piel a piel. También tienen una mejor regulación de la glucosa y el calor, lloran menos, tanto la madre como el bebé descansan mejor y la lactancia es una transición más fácil para el bebé y la madre.

A continuación, se ofrecen algunos consejos para el contacto piel a piel con su bebé.

- Sostenga a su bebé en su pecho directamente después del nacimiento. Si hay una razón médica por la que la madre no puede hacer esto, el padre puede poner al bebé en su pecho. Sostenga a su bebé y deje que se acostumbren al olor de su piel, al sonido de su respiración y al sonido de su voz.

- Mantenga a su bebé en su habitación tanto como sea posible. Algunos hospitales intentan dar un descanso a la madre llevando al bebé a la guardería. Esto puede interferir con la experiencia de vinculación.

Mantenga a su bebé en la habitación con usted, cuando sea posible.

- Conviértete en un portador de bebé. - Hay muchas opciones diferentes de portabebés, desde diferentes tipos de cabestrillos hasta portabebés sentados. Encuentra un estilo de cabestrillo que te funcione y lleva a tu bebé. Esto liberará tus manos para hacer las cosas que necesitas hacer y proporcionar a tu bebé el confort y la cercanía que necesita. Llevar al bebé también facilita la lactancia.

- Hable y cante a su bebé mientras los lleva puestos y los alimenta. Esto proporciona un gran confort a su bebé, crea un vínculo profundo y se ha demostrado que mejora la lactancia.

- Dale tiempo a tu bebé para que se tumbe. Al colocar a su bebé sobre su estómago, está ayudando a fortalecer los músculos del cuello cuando empiece a levantar la cabeza. La hora de la barriga no tiene que estar en el suelo. Puede pasar el tiempo boca abajo con su bebé acostado sobre su estómago, piel con piel. Esto les animará a levantar la cabeza para mirarte y continuará tu unión. Sólo asegúrate de mantener una mano en su espalda por seguridad.

- Masaje infantil: cada vez hay más pruebas de que el masaje infantil es calmante para los bebés, pero también tiene grandes beneficios físicos. Frote lenta y suavemente cada parte del cuerpo de su bebé. Vigílalos para asegurarte de que no te frotas demasiado fuerte. Es mejor esperar 45 minutos después de la alimentación para hacer esto porque el masaje al poco tiempo de la alimentación puede hacer que escupan su leche.

- Es importante que el padre y el bebé tengan tiempo de contacto piel a piel para establecer un vínculo. Le dará al bebé una sensación de seguridad y aprenderá la voz, el olor, el tacto y la respiración de su padre. Asegúrate de incluir a papá en el tiempo de piel a piel.

Capítulo 4: Nutrición

La comida es mi medicina, mi medicina mi comida"

Prepararse para el nacimiento significa prepararse mental, emocional y físicamente. Debes cuidarte a ti misma para poder cuidar a tu bebé por nacer. El primer paso para hacer esto es mirar tu dieta.

Hoy en día las mujeres embarazadas están bien informadas de la importancia de una dieta saludable durante el embarazo. Una buena nutrición no sólo ayuda a tu bebé a desarrollarse, sino que también tiene un gran impacto en tu salud.

Ayuda a tu cuerpo a rendir física, mental y emocionalmente. Una dieta sana y equilibrada te ayuda a mantenerte en forma y fuerte, y los nutrientes que proporciona tu comida afectan a tu equilibrio hormonal, por lo que influyen en cómo piensas y sientes las cosas.

Basado en mi investigación y experiencia, a continuación, se presenta una visión general de los consejos nutricionales más importantes, tal como los entiendo, para un embarazo saludable.

La forma ayurvédica

Según el sistema ayurvédico, toda persona nace con una constitución que se identifica bajo 3 categorías (vata, pitta y kapha). Así que esto significa que, dependiendo de su constitución, debe comer alimentos en consecuencia. Si buscas en Google una prueba ayurvédica para ver si eres vata, kapha o pitta podrás ver bajo qué tipo te encuentras.

Si todavía no lo sabes, ve y busca un médico ayurvédico practicante y te lo dirá. Hay súper alimentos que una persona puede comer y que serían venenosos para otra, así que por qué no averiguar qué es lo que le conviene a su tipo particular.

Hay un libro fantástico escrito por el doctor ayurvédico Andreas Moritz llamado "Secretos eternos **de salud y rejuvenecimiento**", que contiene una prueba fantástica para cualquiera que quiera conocer su constitución.

Este libro es una biblia de consejos de salud para cualquiera que quiera tener buena salud. Confía en mí, estarás feliz de haber invertido en este increíble libro. La medicina ayurvédica existe desde hace más de 5000 años y contiene muchos conocimientos para vivir una vida sana.

Embarazo vegetariano o vegano

Hay un gran error de concepto ahí fuera en torno a una dieta vegetariana y el hierro. Mis niveles de hierro fueron perfectos durante todo el embarazo, para sorpresa de todos.

Al comer una dieta vegetariana también te aseguras de que entren menos toxinas en ti y en el bebé. Si la energía lo es todo, entonces piensa en llevar la energía de la carne muerta a tu cuerpo. Este animal, más que probablemente, murió temiendo por su vida y por eso la carne lleva la energía del miedo. ¿Qué pasa cuando lo comemos? Por supuesto que entonces asumimos este miedo.

Hay dos emociones humanas básicas, el miedo y el amor, y todas las emociones pueden entrar en estas dos categorías, ya sea la ira, el odio, la pena o lo que sea. Así que, si sólo hay miedo y amor, queremos acentuar los sentimientos de amor y las vibraciones positivas superiores, especialmente en nuestro embarazo.

Si podemos permanecer en un estado de amor y en vibraciones positivas más altas, es más probable que nos sintamos seguros y confiados, y que a su vez tengamos un nacimiento seguro. Hay muchas maneras de elevar nuestras vibraciones a la del amor y alejarnos del miedo. Comer una dieta basada en plantas es un gran lugar para empezar.

Otra nota sobre la carne y las proteínas: una vez que un animal muere, el suministro de oxígeno se corta y las células comienzan a descomponerse, haciendo que la carne comience a descomponerse y tome color y se convierta en proteína purificada. Esto, junto con el proceso de cocción y conservación de la carne, hace que la proteína se coagule y que el cuerpo humano no pueda utilizar la proteína coagulada para la construcción de células.

Por eso la carne es muy tóxica para el cuerpo y es tratada como un patógeno por los intestinos, lo que a su vez estimula una intensa respuesta inmunológica. Nota: puedes sentir un aumento de energía de esta respuesta inmunológica que puedes interpretar como buena. Pero durante mucho tiempo el cuerpo se debilita cada vez más al comer carne y, de hecho, envejece prematuramente.

Si estuviéramos destinados a comer carne, tendríamos los dientes para arrancar y moler la carne y los jugos digestivos para digerirla. No voy a detallar aquí el inmenso sufrimiento y la crueldad de la industria de la carne y el hecho de que está causando tanto daño a nuestro medio ambiente. La parte realmente triste es que la industria de la carne en realidad causa inanición porque esta industria está usando mucho del grano y la tierra que podría estar alimentando a la gente del planeta.

Proteína

La verdad es que los bebés no necesitan mucha proteína en absoluto y de hecho la leche materna humana sólo contiene un rastro de proteína. Hay una creencia común de que la carne te hace fuerte y saludable, pero cuando se consideran los animales con gran fuerza como un elefante, un caballo o un rinoceronte, que son completamente vegetarianos, se puede ver que esto es una absoluta mentira.

Cuando se trata de peces, también se trata de proteína coagulada que el cuerpo no puede utilizar. En lo que respecta a las toxinas, como los metales pesados y los productos químicos, el pescado pone en peligro a todas las mujeres embarazadas y a su feto en desarrollo. Si se considera que las poblaciones que consumen más carne tienen la esperanza de vida más corta y el nivel más alto de enfermedades como las crecientes epidemias de enfermedades cardíacas y cáncer, podemos ver que el aumento del consumo de carne es una de las principales causas de esta explosión.

Otro punto que vale la pena señalar, en relación con el consumo de carne (en particular durante el embarazo), es el hecho de que el colon tiene una influencia directa en el sistema reproductivo. Es extremadamente importante que durante el embarazo el intestino funcione regularmente y se mantenga limpio.

La carne es tan indigerible y tiende a hacernos estreñir. También deben evitarse los alimentos secos como el pan, las patatas, las pastas y las palomitas de maíz. Deberíamos tratar de introducir grasas y aceites no refinados como el increíble aceite de coco. Añado 2 o 3 cucharadas a mi avena por la mañana y sabe muy bien. Empieza con una cantidad más pequeña ya que tiene grandes poderes laxantes. El bebé en crecimiento necesita muchas grasas, al igual que todas las mujeres embarazadas.

Es muy seguro tener enemas, colemas y colónicos en el embarazo y de hecho era costumbre que toda mujer embarazada recibiera un enema antes del nacimiento en años pasados. Manténgase hidratado comiendo alimentos con alto contenido de agua y, por supuesto, beba agua de buena calidad a temperatura ambiente (nunca fría).

Leche de vaca

Evita la leche de vaca. Aunque es rico en calcio, este calcio no es absorbible para nosotros los seres humanos y en realidad saca el calcio de nuestros huesos. Una poderosa fuente de calcio es la humilde semilla de sésamo, que contiene 1160 miligramos de calcio por cada 100 gramos. El supergrano, la semilla de chia, está lleno de numerosos minerales también. Recuerda comprobar primero tu constitución o tu tipo de cuerpo para ver si estos alimentos se adaptan a tu tipo particular porque un súper alimento para una persona puede ser malo para otra.

Aceite de coco virgen

Se ha demostrado que el aceite de coco virgen es un agente antiviral y antibacteriano debido a los altos niveles de ácido láurico. El ácido láurico también se encuentra en la leche materna. Esta es una de las razones por las que la leche de coco es una excelente alternativa cuando la leche materna no está disponible.

Este asombroso aceite mantiene el colon súper limpio, lo cual es muy importante, especialmente cuando estás embarazada. El aceite de coco mantiene el cuerpo alcalino; y debido a sus propiedades antiparasitarias y antilevaduras, previene naturalmente las infecciones por levaduras en las mujeres.

En las poblaciones que consumen aceite de coco, como en las zonas tropicales, se ha demostrado que los problemas de digestión son raros. Cuestiones como las enfermedades cardíacas, la colitis, el cáncer de colon, las hemorroides y las úlceras también eran muy poco comunes.

El aceite de coco también elimina toxinas y se ha descubierto que promueve la pérdida de peso y mantiene los músculos magros. El aceite de coco mantiene el hipotiroidismo equilibrado. Este aceite es el más seguro de todos los aceites y es perfecto para cocinar, ya que no se oxida con el calor.

Empieza con pequeñas cantidades ya que es un laxante bastante poderoso. Eventualmente puedes tomar hasta 3 cucharadas de ½ todos los días. Sólo añado 3 cucharadas en mi avena por la mañana y sabe delicioso.

Consejo 1: ¡este aceite también es un excelente humectante para la piel!

Consejo 2: el aceite de coco es muy nutritivo, así que por qué no añadir una cuchara a tus gachas por la mañana. Una palabra de precaución aquí; como el aceite de coco es un laxante fuerte, comience lentamente y empiece con una cucharadita. Luego acumula una o dos cucharadas en unas pocas semanas a medida que tu cuerpo se acostumbra a ello.

Yodo

El yodo es un mineral esencial para un embarazo saludable, y para la salud de las mujeres en particular. Es un nutriente de vital importancia que tiene un impacto en cada órgano y sistema del cuerpo. Es particularmente importante para regular la glándula tiroides.

La tiroides libera hormonas en el torrente sanguíneo que afectan a casi todas las partes del cuerpo, incluyendo el cerebro. Estas hormonas son cruciales para el desarrollo del feto, en particular, la función cerebral. Cuando la tiroides se vuelve activa, esto se conoce como hipotiroidismo.

Una de las principales causas del hipotiroidismo es la falta de yodo en el cuerpo. Durante las primeras 12 semanas de embarazo, antes de que la tiroides del feto se active, la madre es la única fuente de hormonas tiroideas. Cuando la madre carece de yodo, ella y su feto son hipotiroides. Esto aumenta el riesgo de que el bebé desarrolle un retraso mental.

También es interesante que el experto canadiense en tiroides, el Dr. David derry, pasó años tratando a sus pacientes con dosis inusualmente altas de yodo para varias enfermedades de la tiroides. Tenía un interés particular en la relación entre el yodo y el cáncer de mama y escribió un libro llamado "Cáncer de mama **y yodo: cómo prevenir y cómo sobrevivir al cáncer de mama"**.

Siempre es mejor que intentemos obtener todos los nutrientes de nuestros alimentos, pero a veces es necesario tomar suplementos para cumplir con nuestra ingesta diaria recomendada. Las directrices para las mujeres embarazadas son unos 220 microgramos (mg) al día, y para las mujeres en período de lactancia unos 290 mg al día. A continuación, figura una lista de alimentos que son naturalmente ricos en yodo y que deben utilizarse sólo como guía aproximada porque la cantidad de yodo puede variar en la mayoría de los alimentos:

Un gramo de algas marinas secas/vegetales marinos como el wakame = 80 mg.

Sal rosa del Himalaya y sal gris celta = 77 mg

Una patata asada incluyendo la piel = 60mg

Media taza de frijoles marinos cocidos = 32 mg.

Una taza de fresas = 13 mg

Si siente que no está recibiendo suficiente yodo a través de su dieta, podría tomar suplementos de yodo. El yodo naciente es la forma más hipoalergénica de suplemento de yodo, o si es robusto, la solución de lugol es una forma popular y barata. 2 gotas de solución de lugol al 5% contienen alrededor de 6 mg de yodo.

Asegúrate de que no eres alérgico a la solución de Lugol. Frota una gota en la parte interior del brazo y déjala durante 24 horas. Si no hay reacción, es seguro de usar.

Para las dosis internas tome la solución de lugol en 4-6 oz de agua o jugo de naranja. Es mejor tomarlo con comida y temprano en el día.

Hoja de frambuesa roja (rubus idaeus)

Estoy seguro de que estás familiarizado con la popular y jugosa fruta roja de frambuesa. No sólo esta deliciosa frutita está llena de nutrientes, la hoja de su planta se ha utilizado durante siglos por sus propiedades medicinales. La hoja de frambuesa tiene muchos beneficios y se utiliza muy a menudo para las condiciones relacionadas con el embarazo, como las náuseas matinales y el sangrado de las encías. Es una fuente rica en magnesio, hierro y calcio. También contiene vitaminas e, b1 y b3.

Muchas mujeres toman té de hoja de frambuesa durante el embarazo, en particular porque creen que ayuda a tonificar los músculos del útero, facilitando las contracciones y ayudando en el parto del bebé y la placenta. También se utiliza para ayudar a estimular la producción de leche materna, regular el ciclo menstrual, disminuir el flujo sanguíneo pesado y los dolorosos calambres menstruales.

El té de hoja de frambuesa es una forma popular de tomar esta hierba, pero también está disponible en forma de cápsulas, tinturas y tabletas.

Como con todas las medicinas, incluyendo las medicinas herbales, hay precauciones que debes tomar si decides tomar la hoja de frambuesa.

Debido a que es un estimulante uterino suave, es aconsejable evitar la hoja de frambuesa durante el primer trimestre.

Comienza con una taza al día y aumenta hasta tres tazas.

Si experimenta fuertes calambres uterinos (conocidos como contracciones de Braxton Hicks) deje de tomarlo.

Si tiene antecedentes de parto prematuro, aborto espontáneo, parto múltiple o cualquier otra complicación, puede ser conveniente que evite la hoja de frambuesa.

Informa a tu partera que estás considerando tomarlo.

Aquí hay una pequeña lista de alimentos que me gusta incluir en mi dieta por sus valores nutricionales:

Las almendras (por su calcio) son un alimento delicioso y saludable que se puede comer solo como tentempié o añadir a las ensaladas y otros platos como el arroz, los fideos y el cuscús. Es mejor poner las almendras en remojo durante la noche en agua fría o brevemente en agua hirviendo para quitarles la piel que es indigerible. Por favor, eviten beber leche de vaca, ya que es más adecuada para un gran ternero como la naturaleza pretende. Receta de leche de almendras aquí:

Leche de almendras

Para hacer leche de almendras, remoje una taza y media de almendras durante la noche, retire el agua y se le dejará con las almendras agrandadas. Ahora puedes poner agua hirviendo en las almendras y quitar las pieles, o puedes esperar y colar las pieles más tarde. Prefiero quitar las pieles inmediatamente. Sólo toma un par de minutos.

Después de unos 4 minutos en agua hirviendo, las pieles deberían simplemente deslizarse fácilmente. Simplemente añada 3 tazas de agua y mezcle.

Puedes añadir unos cuantos dátiles, miel, vainilla o canela en esta etapa para obtener un encantador sabor dulce. Me gusta combinar la miel y la vainilla con mi leche de almendras. Una vez que la leche esté deliciosa y espumosa, la leche de almendras estará lista y podrá guardarse en la nevera hasta 3 días. Si prefieres los anacardos, usa el mismo método y prepárate una nutritiva leche de anacardo. (p.s. Los anacardos están llenos de magnesio).

Nota: si quiere dejar las pieles en la piel, puede usar un paño de muselina para colar las pieles después de la mezcla.

Fitoplancton marino

Posiblemente el alimento más nutritivo del planeta. De 10 a 15 gotas de esta sustancia ayudarán mucho a asegurar que usted y su bebé reciban todas las vitaminas y minerales que necesitan en este momento tan importante.

Le recomiendo encarecidamente que empiece a tomar este suplemento antes de su embarazo para asegurarse de que está en perfecta salud para su futuro embarazo.

El fitoplancton marino es una fuente fiable de folato (ácido fólico), por no mencionar los nutrientes de alto grado que mantienen la vida, como el niacina, la riboflavina, la tiamina, los ácidos grasos esenciales omega 3 (epa y dha), las proteínas, la clorofila, los aminoácidos, las vitaminas y los oligoelementos. Contiene varios minerales, entre ellos selenio, hierro, yodo y magnesio.

El fitoplancton marino es por esta razón conocido como el rey de los súper alimentos.

Todas las investigaciones científicas indican que el fitoplancton marino puede ser el alimento más importante del planeta Tierra.

Muchas mujeres experimentan bajos niveles de hierro durante el embarazo y simplemente tomando fitoplancton marino esto les devolvería de forma segura sus niveles de hierro, sin mencionar todos los otros beneficios de este asombroso alimento saludable.

Aceite de magnesio

Este mineral es un regalo del cielo durante el embarazo. El magnesio es conocido como el mineral relajante.

La forma más fácil de absorber el aceite de magnesio es a través de la piel. Puedes comprar una botella y rociarla, un día sí y otro no. Pulveriza en cualquier área que esté doliendo. Uso la marca de los minerales antiguos.

Como las sales de epsom son una forma de magnesio, puedes tomar baños de sales de epsom con regularidad. Disuelva las sales durante 15 minutos en agua caliente antes de entrar en la bañera y sumérjase en ella durante 20 minutos.

También puedes consumir alimentos ricos en magnesio como verduras de hoja oscura, aguacate, nueces, semillas y frijoles. Una gran cantidad de nuestra población es deficiente en magnesio y no es consciente de ello.

Capítulo 5: El poder de la mente

Tu mente tiene dos partes - la consciente y la inconsciente (adicionalmente referida como la consciente y la subconsciente). Si comparáramos su mente con un iceberg, el pico sería la parte lógica y consciente de nuestra mente, la parte que afirma: "Debería adelgazar" o "Debería tener más cuidado de no perder el control". La mayoría de los listados debajo de la superficie sería tu mente subconsciente, de donde proviene el 90% de tu poder de pensamiento.

La mente subconsciente

Su mente subconsciente controla todas las cosas que ocurren automáticamente, por ejemplo, su respiración, su digestión, sus rutinas, y cualquier pensamiento o sentimiento que aparezca fuera de su control.

El objetivo de tu subconsciente es mantener tu salud y seguridad. Filtra millones de elementos de información que se envían desde sus sentidos al cerebro, y utiliza esta información para decidir si hay algún riesgo cerca. Entonces, automáticamente te aleja del peligro o del dolor o te lleva a la satisfacción.

Puede hacerlo con éxito debido al hecho de que no pasa el tiempo "pensando" en las cosas (ese es el trabajo de su mente consciente). Sólo responde.

Nuestros recuerdos, creencias, valores y elecciones previas desarrollan parte de este proceso de filtrado. Nuestra mente inconsciente utiliza estas cuatro cosas para ayudarnos a ser conscientes de los detalles más esenciales de nuestro entorno.

Sin embargo, a veces, si el miedo nos domina, la mente inconsciente puede creer incorrectamente que el miedo es algo que deseamos, ya que es algo que consideramos con frecuencia. Por eso, a veces, nuestros miedos saldrán a la luz: nuestra mente emocional funciona frecuentemente para hacer de nuestras ideas un hecho. Si pensamos en algo lo suficiente, nuestra mente inconsciente piensa que es porque lo deseamos.

Se pueden atribuir varios problemas a nuestra mente inconsciente que actúa a partir de información inexacta, obsoleta o insuficiente. Por ejemplo, una idea que tuviste de niño puede servir como fuente de dolor en la edad adulta.

La cuestión es que tan pronto como hemos creado una idea sobre algo, esto influye en la forma en que nuestra mente filtra la información que tomamos, por lo que, entonces, tendemos a centrarnos en las cosas que confirman esa idea.

Hay una máxima conocida como la Ley de Orr. Dice: "Lo que el pensador piensa, el proverbio lo probará". Por lo tanto, un niño constantemente le dijo que nunca llegarían a nada que pudiera empezar a creer esto. Porque, a los ojos de un niño, el adulto debe tener razón. Su mente inconsciente mantiene la creencia de que "no soy bueno" y su mente comienza a filtrar todas sus experiencias a través de esta creencia para confirmarla: "Te dije que no puedo hacer nada bien". Lo hice mal otra vez..."

Debido a esto, su autoestima y confianza en sí mismos desciende. Entonces, su creencia se convierte en autocumplida a medida que siguen actuando de una manera que verifica esa creencia, incluso en la edad adulta.

El vínculo entre la mente y el cuerpo

Así como las creencias que tienes pueden causarte incomodidad, angustia o dolor, también pueden ayudarte a tener éxito.

Cualquiera que sea tu creencia sobre ti mismo o sobre otra cosa que suceda, eso es lo que harás. A veces ni siquiera sabes por qué. Esto también sugiere que no se puede actuar sobre algo en lo que no se cree, al menos hasta cierto punto. De acuerdo con esta teoría, si no lo crees, tu mente subconsciente lo filtrará de tu mente consciente.

Todas las comodidades del hogar que tenemos, desde la mantequilla de maní hasta el microondas fueron inventadas por alguien que creía que podía hacerlo. Sin creer que sea posible, no se puede hacer nada.

Le tomó a Thomas Edison 800 intentos para que la bombilla funcionara bien. ¿Puedes imaginarte lo que sería el mundo de hoy si hubiera dejado de creer que es posible? ¿O si se hubiera creído un fracaso después de su 799° intento? Tú produces tu futuro, de la misma manera, a través del poder de tus creencias.

Afortunadamente, tienes la capacidad de transformar tus creencias. Piensa en ello. Ha habido numerosos puntos en su vida en los que ha tenido creencias sobre usted mismo que ya no tiene. Los casos típicos consisten en Santa Claus, el Conejo de Pascua y el Hada de los Dientes.

Es posible superar las creencias erróneas sobre uno mismo o sobre la vida, sin importar quién eres o qué edad tienes. Comienza con una mentalidad.

Los pensamientos, sentimientos, el ciclo de comportamiento

Tu mentalidad (lo que crees y piensas), la forma en que te sientes y tu comportamiento están todos vinculados, y cambiar cualquiera de ellos afectará a los demás.

Sin embargo, la mentalidad, las creencias y los pensamientos, suelen ser lo primero. Incluso si es un pensamiento subconsciente, recuerda que todavía influye en tus sentimientos, así como en tu comportamiento. Y nuestros pensamientos típicamente se relacionan con la circunstancia en la que estamos en ese momento.

Reconocer su estado mental, mirando lo que piensa, le permitirá analizar si le está ayudando a conseguir el éxito que desea o si lo está impidiendo trayéndole infelicidad.

Sin embargo, si puedes tomar el control de tus pensamientos, entonces puedes consecuentemente tomar el control de tu vida. Esto es mucho más simple que simplemente tratar de "dejar" de preocuparse. Es casi imposible renunciar a algo cuando la creencia que ha causado el sentimiento en primer lugar está todavía presente y trabajando su "magia".

Estoy seguro de que has oído el dicho: "Ver es creer". Le estoy sugiriendo que lo contrario es cierto. Debes tener fe en lo que realmente deseas o quieres antes de que suceda.

Si no crees que algo va a salir bien, probablemente no lo hará. Por eso cuando las cosas van en contra de lo que suponemos que va a pasar, decimos: "¡Bueno! ¡Eso fue sorprendente!" Recuerda, "Lo que el pensador piensa, el proverbio lo probará".

Hablar negativamente puede convertirse en una profecía autocumplida. La incertidumbre negativa hablando- "No puedo", "No lo haré", "No lo sé", etc., causa tensión, preocupación o inquietud, y te impide conseguir lo que realmente deseas.

Entonces, ¿cómo puedes terminar teniendo el trabajo de parto y el nacimiento que quieres?

¡Es simple, de verdad! ¡Toma el control dejando ir la ansiedad, e intercambia esto con confianza en ti mismo!

Preocupación y miedo

Debemos aprender a dejar ir el miedo. Pero antes de que podamos, debemos entender un poco sobre el miedo y el hecho de que nuestra mente a veces se aferra al miedo, pensando que nos está ayudando.

La aprehensión, la preocupación, la ansiedad, la inquietud, el nerviosismo y el pánico son frecuentemente manifestaciones de miedo. Son respuestas psicológicas a algo que parece dañino o a algo a lo que una persona tiene miedo.

Estos sentimientos pueden ser saludables y equilibrados si nos mantienen a salvo de las amenazas. Pueden funcionar como una advertencia, diciéndonos que seamos precavidos, pero a veces este miedo desencadena más angustia de la necesaria. Esto se debe a que normalmente tememos lo que podría ocurrir, no sólo lo que está ocurriendo.

Cuando tenemos miedo o sentimos una amenaza, nuestra mente causa la acción de estrés en nuestros cuerpos enviando señales que causan reacciones físicas, incluyendo un aumento del ritmo cardíaco y de la presión sanguínea alta, tensión del tejido muscular, respiración rápida y aumento de la sensibilidad. Nuestros músculos se tensan para asegurar que nuestro cuerpo pueda responder luchando contra el peligro de huir de las cosas a las que tememos - esto se conoce como el "trastorno de lucha o huida". Principalmente, la sangre se mueve lejos de la masa muscular no esencial y de los órganos del cuerpo hacia aquellos músculos que pueden necesitarla para luchar o huir.

La respuesta de lucha o huida continúa hasta que la mente decide que el riesgo ha pasado. Sin embargo, tu masa muscular sólo puede permanecer en "alerta roja" durante un tiempo. Así que, si te quedas con miedo, tus músculos eventualmente se cansarán y dejarán de funcionar correctamente. Por lo tanto, al dar a luz, las personas tienden a menudo a experimentar molestias simplemente por el miedo o por estar tensos o porque anticipan que dar a luz es doloroso.

Al igual que cualquier otra emoción, el miedo puede ser leve, moderado o extremo. Esto depende de la persona y de la forma en que funciona su mente. Y, lo creas o no, cerca del 80% de las mujeres embarazadas se acercan al parto con cierto grado de temor. El problema con el miedo es que impide dos habilidades que son vitales para el éxito del parto: la relajación y la concentración.

Capítulo 6: La atención en la vida cotidiana

Cuando llegue el momento del trabajo de parto y el nacimiento, tendrás el conocimiento, la práctica del dolor y las habilidades de comunicación para caer en el momento presente y trabajar con el proceso de nacimiento, como sea que se desarrolle. Y una vez que el bebé ha nacido, la práctica informal puede predominar, al menos por un tiempo. Tu nuevo maestro de atención, el pequeño que viene pronto, te mantendrá muy ocupado con la práctica informal. Amamantar y alimentar, eructar y cambiar pañales, bañarse y jugar, reconfortar y mecerse y adaptarse a las indicaciones: estas son las prácticas informales de la crianza de los hijos y por eso la práctica informal es una gran preparación, no sólo para el parto sino también para la crianza de los hijos.

Entonces, ¿cómo empiezas tu práctica informal? Al principio sólo escoge una o dos actividades de su vida diaria y se compromete a estar presente mientras las realiza: lavarse los dientes, hacer el café o el té de la mañana, conducir al trabajo, saludar a un compañero de trabajo, encender el ordenador, contestar al teléfono, cortar verduras o lavar los platos después de la cena. Todos estos momentos se convierten en parte de su práctica informal de la atención, que por supuesto son los momentos muy reales de su vida tal y como la vive.

Aquí hay algunas pautas generales para estar más despierto y consciente en su vida diaria.

1. Siempre que sea posible, haz sólo una cosa. Entonces haz el siguiente. Luego el siguiente. Con cuidado, eso es.

Parte del increíble estrés de la vida moderna tiene que ver con lo mucho que creemos que tenemos que hacer cada día. El resultado es que podemos encontrarnos completamente absortos en hacer casi todo el tiempo. La multitarea se convierte en la orden del día. Sin embargo, cuando empezamos a practicar el prestar atención a una cosa a la vez, completamente, y luego a la siguiente y luego a la siguiente, podemos encontrarnos con que estamos menos estresados. Paradójicamente, también podemos encontrar que la calidad de lo que estamos haciendo mejora y que en realidad logramos más, con mayor alegría.

En realidad, no existe la multitarea. Las investigaciones demuestran que el cerebro puede prestar atención a una sola cosa a la vez. Podemos mover nuestra atención rápidamente de una tarea a otra, lo que nos da la ilusión de que estamos haciendo más de una cosa, pero no es así; estamos procesando en serie con extrema rapidez. Cuando nos presionamos para hacer varias tareas, le pedimos a nuestro cerebro que haga algo para lo que no fue diseñado. Podemos hacerlo, pero se necesita una enorme cantidad de energía... y ciertamente nos estamos pidiendo hacer más de lo que podemos hacer bien. ¿El resultado? Nos sentimos frustrados, irritables, abrumados, confundidos y exhaustos. En una palabra, estresado.

Hoy en día la tecnología, por maravillosa que sea, ha añadido una enorme carga de complejidad a nuestra vida cotidiana, tanto que los científicos están investigando lo que le hacemos a nuestro cerebro con todas las horas que pasamos en línea, enviando mensajes de texto, twitteando, chateando por Internet y hablando por Skype. Sin embargo, hay algo que no ha cambiado: nuestros hijos siguen necesitando toda nuestra atención, algo cada vez más difícil de conseguir en un mundo demasiado estimulante. Por eso es tan importante hacer parte de nuestra preparación para ser padres la práctica, siempre que sea posible, de prestar atención conscientemente a una sola cosa a la vez.

2. A lo largo del día, siempre que puedas recordar, presta atención a tu respiración.

Como aprendimos en el capítulo 6, cuando nos sentimos ansiosos, asustados, enojados, apurados o preocupados, nuestras hormonas del estrés hacen su trabajo de lucha o huida y nuestro cuerpo cambia; la frecuencia respiratoria aumenta, al igual que nuestra frecuencia cardíaca y nuestra presión arterial. Cuando nos sentimos cómodos y relajados, volvemos a equilibrarnos con la calma y la conexión; la respiración, el ritmo cardíaco y la presión sanguínea disminuyen. Cuando puedes recordar volver a la respiración a lo largo del día, obtienes una lectura de tu paisaje interior; volviendo a las sensaciones de la respiración, estás ayudando intencionadamente a calmar y reequilibrar tu cuerpo y tu mente. El espacio respiratorio de tres minutos puede ser una práctica maravillosa para incluir en tu vida cotidiana.

3. Practique la toma de conciencia de sus sensaciones corporales en cada momento (tocar, oír, ver, oler, saborear), así como de sus pensamientos y emociones, mientras se dedica a la vida cotidiana. Traer la atención a tus actividades diarias significa hacer lo que sea que estés haciendo y saber que lo estás haciendo. Las sensaciones físicas, los pensamientos y las emociones son todas puertas de entrada a la conciencia y al momento presente.

4. Practica estar con el bebé. Como aprendiste en el capítulo 4, deja que las sensaciones de los movimientos del bebé te llamen al momento presente a lo largo del día. Si las circunstancias lo permiten, haga una pausa en lo que esté haciendo y dirija toda su atención directamente a las sensaciones que el bebé está creando dentro de su cuerpo: los pequeños empujones rápidos, los movimientos de balanceo, los pulsos rítmicos del hipo del bebé. En esos momentos, siente las sensaciones y sabe que las estás sintiendo.

5. Tómese tiempo cada día para observar el mundo natural. Mientras que las actividades estructuradas que nos ponen en relación directa con la naturaleza pueden ser nutritivas, como la jardinería, los paseos por el parque o las caminatas, el mundo natural está disponible para nosotros en cualquier momento que decidamos tomar nota. Esto no tiene por qué ser algo que guardemos para el fin de semana o cuando "tengamos tiempo". Cada vez que nos aventuramos fuera de un edificio tenemos la oportunidad de estar en relación con el mundo natural. Incluso en un día de lluvia o nieve, cuando pasamos la mayor parte del tiempo en el interior, podemos usar nuestros ojos para estar en relación con la naturaleza mientras miramos por la ventana. Lo mismo ocurre en un entorno urbano: siempre puedes tomarte un momento para mirar el cielo. Fíjense en su color, y en las nubes o la falta de ellas. Deje que la infinita inmensidad del cielo ayude a poner las cosas en perspectiva, expandiendo su conciencia más allá de cualquier drama humano particular que pueda estar temporalmente preocupando su mente.

Puede que descubra que si pasa tiempo en la naturaleza cuando está embarazada, y se hace más consciente del tiempo de la horticultura - los ritmos naturales de la tierra, sus ciclos de principios y finales, de las estaciones y del equilibrio cambiante entre la noche y el día-puede llegar a sentirse más conectada con su bebé en crecimiento y con el proceso vital que tiene lugar dentro de su cuerpo, adquiriendo una visión de cómo está integrada en la totalidad de la propia naturaleza.

6. Cuando hagas cualquier forma de actividad física que normalmente piensas que es ejercicio, como caminar, trotar, nadar o hacer ejercicio en el gimnasio, hazlo con cuidado. Uno de los artículos más memorables que leí en la escuela de enfermería hace muchos años fue "Los peligros del descanso en la cama", que documentaba cómo estar en la cama durante cualquier período de tiempo afecta negativamente a todos los órganos del cuerpo. Los pulmones no pueden inflarse completamente debido a la presión de la cama contra la espalda; los riñones no pueden filtrar tan bien como cuando el cuerpo está en posición vertical; los músculos comienzan a atrofiarse por falta de uso. La lección para mí fue que todo nuestro cuerpo funciona de manera óptima cuando estamos activos. Nuestros cuerpos evolucionaron para moverse.

Si bien hemos logrado hacer nuestras vidas más fáciles y convenientes de muchas maneras, esa facilidad ha venido con una disminución en el número de minutos que realmente movemos nuestros cuerpos cada día, lo cual tiene un costo para nuestra salud en general. Para compensar nuestras formas más sedentarias, tenemos que encontrar tiempo para hacer ejercicio. Pero incluso mientras hacemos ejercicio, a menudo no vivimos plenamente en nuestros cuerpos. En lugar de estar exactamente dónde estamos, sintiendo que nuestros pies se mueven en la cinta de correr o que los músculos de los brazos se contraen y se sueltan al mover una máquina o levantar pesas, nos concentramos en una pantalla de televisión o en los datos del equipo de ejercicio o en la lectura de un libro o una revista, aumentando así la distancia entre la mente y el cuerpo en lugar de promover una presencia plenamente encarnada. Así que siempre que estés haciendo algo físico (lo cual, por supuesto, es todo el tiempo porque estás vivo), presta atención al cuerpo. La recompensa es enorme.

7. Disminuye la estimulación de tus ojos y oídos, y aumenta tu conciencia de silencio.

En estos días, a menudo hacemos clic o damos vueltas sin pensar, sometiendo nuestros ojos y oídos a un constante bombardeo de vistas y sonidos desde nuestro primer momento de vigilia hasta el momento en que nos quedamos dormidos. Y cuando elegimos escuchar música, ver la televisión, usar el ordenador o el teléfono inteligente, ¿qué es lo que realmente estamos tomando y a qué volumen? ¿Estamos realmente escuchando, o sólo estamos encendiendo nuestros aparatos electrónicos por costumbre o por miedo a estar solos? Nuestros sistemas nerviosos evolucionaron en un mundo mucho más tranquilo que el entorno urbano en el que muchos de nosotros vivimos hoy en día. Si aún no has hecho del silencio un amigo, te estás perdiendo algo maravilloso. Si no hay suficiente silencio en su vida, añada un poco. La práctica de la atención puede ponernos en contacto con los simples pero profundos placeres del silencio. Es aquí donde podemos encontrar la paz.

Hay un gran poder en la forma en que pensamos. Los estudios han demostrado que las personas con una actitud optimista y generalmente positiva tienen más éxito en la vida y en sus carreras. Los patrones de pensamiento negativos afectan a la capacidad de una persona para tener éxito y a su salud mental. A continuación, hay una lista de los rasgos del pensamiento negativo. Mientras lees esto considera que como una persona piensa de esta manera está internalizando estos patrones de pensamiento. Recuerda que te conviertes en lo que te gusta.

Cómo piensa la gente negativa

Se quejan de cómo es su vida, pero no saben cómo quieren cambiarla.

Culpan a otras personas y circunstancias por lo que ha ido mal en lugar de asumir la responsabilidad de ellos mismos.

Se sienten impotentes y que no tienen control sobre sus vidas.

Creen que lo peor siempre pasará.

Usan las palabras "intento" y "no puedo" en lugar de las palabras "puedo" y "lo haré".

Siempre tienen una excusa para no poder hacer algo...

Vagan por la vida sin rumbo, esperando que la vida les suceda...

Cómo piensa la gente positiva

Saben lo que quieren y trabajarán para conseguir sus objetivos.

Siguen teniendo el control de sus vidas. No permiten que otros los controlen

Cuando las cosas no van de acuerdo con su plan, no se dan por vencidos o se sienten desanimados. En cambio, se recuperan y saben que aún pueden tener éxito.

Tienen una visión equilibrada de la vida y creen lo mejor. Escuchan los comentarios positivos.

No usan las palabras "No puedo", en su lugar dicen "Elijo hacer" o "Elijo no hacer". Siempre toman el control de sus elecciones.

Se comprometen a ser positivos

Tienen una lista de objetivos que se comprometen a trabajar para alcanzar.

Entienden que para conseguir las cosas que quieren de la vida, tienen que comprometerse con sus objetivos y trabajar duro. No se resienten por el trabajo duro, sino que los motiva.

Saben que lo que obtienen de la vida es un resultado directo de lo que ponen en la vida

Formas de pensar positivamente

Busca oportunidades

Concéntrese en sus objetivos positivos y elimine cualquier cosa negativa de su vida que se interponga en el camino de esos objetivos.

Busca las cosas positivas de la vida y concéntrate en ellas.

El pensamiento positivo atrae resultados positivos.

Manténgase flexible. Mantén tus opciones abiertas.

Busca oportunidades

No permitas que la negatividad de los demás te haga caer...

Estar abierto a nuevas ideas

Actúa rápidamente.

Mantén un buen sentido del humor

- Manténgase objetivo. Evaluar racionalmente los hechos de una situación en lugar de tener su juicio nublado por las emociones

- Cree en ti mismo

- Confía en tus instintos

- Tomar el control y asumir la responsabilidad

- Evaluar lo que está pasando en una situación

- Considere los aspectos positivos de cada situación

- Concéntrate en lo que estás agradecido

- Encuentra el humor en cada situación

- Encuentra un modelo a seguir y considera cómo reaccionarían en tu situación

- Considere lo que tiene el control sobre

- Libera lo que no puedes controlar

- Concéntrate en lo que necesitas ahora mismo

- Piensa en cómo tus acciones son interpretadas por otros

- Considere cuidadosamente en quién y en qué pone su tiempo y atención

- Cree en ti mismo y en tus habilidades

- Confía en tus instintos

Capítulo 7: Relajación

A menudo, al final del embarazo, las mujeres están ansiosas por conocer a su bebé. Están llegando al final de este capítulo con su cuerpo en plena floración. Es en este punto en el que pueden sentir que su cuerpo ya no es el suyo y están ansiosos por que el bebé haga su aparición. Si la fecha de parto se acerca, o tal vez ya ha pasado, su paciencia puede estar agotándose y por eso buscan formas de inducir el parto de forma natural.

Un curso de hipnoterapia te enseñará una serie de consejos y trucos para ayudarte a hacerlo. Ninguno de estos es perjudicial para usted o su bebé, así que intentarlo está totalmente bien, pero recuerde que a veces los bebés no prestan atención a su impaciencia y le harán esperar un poco más...

Para que el trabajo de parto comience, las condiciones deben estar maduras. Piensa en nuestros amigos del reino animal. Dan a luz cuando:

La naturaleza decide que su bebé está listo

Están en un espacio seguro

Cuando sepan que serán ininterrumpidos

Nosotros los humanos necesitamos tener esta seguridad también. Así que una madre necesita sentirse preparada - no sólo emocionalmente, sino también en todos los demás sentidos - y probablemente querrá estar cerca de su casa cuando se acerque la fecha estimada de parto, segura de que lo que necesita para el trabajo de parto y el nacimiento está cerca.

Lo que comienza el parto es todavía un poco misterioso. Existen varias teorías, pero aún no está claro cuál es el detonante definitivo.

Sin embargo, cuando todo va bien, un parto espontáneo tiende a aparecer gradualmente.

Las contracciones son de corta duración, espaciadas y no demasiado regulares. A medida que pasa el tiempo y el trabajo de parto progresa, las contracciones duran más tiempo, se hacen más frecuentes y regulares, y es probable que aumente la intensidad.

Para algunas mujeres, el trabajo de parto espontáneo comienza antes de que sus bebés lleguen a término y, por supuesto, inmediatamente surgen preocupaciones sobre por qué ha sucedido esto y qué se desarrollará. El mejor curso de acción en esta situación es ir al hospital y dejar que los profesionales la vigilen a usted y a su bebé.

Preocuparse demasiado y aferrarse a la tensión no permitirá que su cuerpo trabaje eficientemente y ayude a su bebé a descender. Hay varias formas de ayudarla a mantenerse relajada y cómoda, que permiten que su cuerpo trabaje con fuerza y ayude a nacer a su bebé con más facilidad, como las técnicas de respiración y las visualizaciones.

Un curso de hipnoterapia le enseñará estas formas naturales de mantenerse relajada, concentrada y cómoda en el parto, para asegurarse de que está trabajando con su cuerpo y su bebé de manera óptima, y para ayudarle a tener la mejor experiencia de nacimiento posible para los dos.

Capítulo 8: Preparación del bebé y del cuerpo para el nacimiento

Hoy en día, hay tantas ofertas en el mercado que muchas mujeres embarazadas se sienten abrumadas y no saben qué hacer.

Básicamente no hay nada bueno o malo. Cada método tiene su derecho a ayudar a una mujer más o menos. Sin embargo, no he encontrado nada que haya ayudado realmente a todas las mujeres. La decisión más importante en la preparación para el nacimiento es: ¡con quién me rodeo y cómo influyo en estas personas, ya sea positivo o negativo!

Cuanto más enriquecedor y positivo puede/podría ser el intercambio de las mujeres embarazadas, más vulnerable y negativo puede ser en el otro lado. Definitivamente te preguntas qué debería ser negativo para un grupo de embarazadas.

La explicación es bastante simple: Aquí las mujeres vienen de diferentes situaciones de la vida, madres primerizas y ya experimentadas. Cada una de estas mujeres aporta su propia historia y en la mayoría de los casos, esto lleva a más incertidumbre que seguridad y apoyo. Se cuentan todas sus propias historias malas y las de la familia, amigos y conocidos.

Cada nacimiento es diferente y algo muy personal. Cada mujer lo siente de manera diferente y muchas madres tienden a exagerar, por desgracia, en sus informes de nacimiento. Es importante que te escuches a ti mismo y aprendas a escuchar tu voz interior. Durante el embarazo, durante el parto e incluso más tarde. En muchos libros y artículos sobre el nacimiento natural, ya se ha informado sobre la influencia del pensamiento positivo en el dolor y el curso del nacimiento.

Esto no es nada nuevo, pero es un punto que juega un papel importante en la red actual con toda la sobrecarga de información.

Usted y su bebé, son las personas principales y deberían poder dar a luz sin problemas y con alegría. Menos información es más en este caso. No hay razón para tener miedo o dejarse llevar por la inquietud. La naturaleza lo ha dispuesto de manera que puedas tener un parto fácil. La mejor manera de hacer esto es mantenerte alejado de todas las historias negativas.

No escuches a todas las otras mujeres, los medios de comunicación y lo que toda la gente de tu entorno quiere decirte. Sólo añade tu favorito. Esto también se aplica a los médicos: no son omniscientes y cualquier teoría, estudio e investigación también puede ser errónea.

Quiero mostrarte cómo puedes diferenciar, qué te dice tu voz interior y qué sentimientos vienen de tu mente subconsciente.

Como futura madre, tendrás que confiar en tu instinto más que nunca antes en tu vida. Tu bebé no puede decirte lo que pasa cuando llora. Te ayuda enormemente cuando aprendes a confiar en tus sentimientos. De lo contrario, estudiarás libros y artículos durante horas y no sabrás qué hacer.

¡Esta inseguridad puede volverte loco! Correrás de una guía a otra y nunca te sentirás bien. Pero su bebé necesita su fuerza y seguridad en sí mismo. Si está débil e indefensa, ¿cómo se siente su hijo?

Tú eres la mamá que debe dar refugio. Esto comienza con el embarazo. Toda mujer nace por naturaleza para ser una buena madre. No tienes que aprender porque tienes todo en ti. ¡Eso es maravilloso!

Sólo aprende a hacer una pausa y a escuchar. Sin influencias externas. Lo dominarás, como millones de otras mujeres antes que tú. La mejor preparación para el nacimiento es, por lo tanto, escuchar su voz interior. Otro punto que es al menos igual de importante es el contacto con su hijo. Este vínculo es tan increíblemente importante para un nacimiento sin problemas. También le das a tu bebé la seguridad de seguir su instinto natural.

Para una preparación óptima del nacimiento, por supuesto, también tienes que pensar en dónde quieres liberarte y quién te acompañará. Deberías tomar esta decisión por ti mismo. Eres la persona principal y necesitas más que nunca seguridad, así como seguridad. Sé lo difícil que puede ser en esta decisión no dejarse influenciar por el exterior. Cada miembro de la familia, amigos, médicos y conocidos quieren dar consejos bienintencionados. Las novias quieren convencerte de su clínica, de su parto en casa o de su partera. Te recomiendo que tomes una decisión básica aquí, si quieres ir al hospital o no. La diferencia entre un centro de nacimiento y un parto en casa no es particularmente grande. Hágase neutral, sin ninguna de las historias que ha escuchado con las siguientes preguntas:

¿Puedo sentirme cómodo en el hospital? Cuando pienso en mi nacimiento, ¿me siento más cómodo en el ambiente familiar/doméstico?

¿Confío en los médicos o en las comadronas y en los métodos alternativos de curación?

¿Es importante para mí estar en el hospital después del nacimiento?

¿Puedo relajarme en la clínica?

¿Quiero pasar por el parto sola con una partera que me sea familiar?

Por supuesto, puedes confiar en que no pasa nada y que todo va bien. Pero tienes que estar 100% seguro. Si tienes la confianza y el sentimiento de que es correcto, entonces todo estará bien. Sé que a más de 3 nacimientos la probabilidad de que el útero no se cierre completamente y el riesgo de perder más sangre aumenta. No creo que este sea el caso. Mi voz interior se siente más cómoda al tener la seguridad de la atención médica cerca.

El nacimiento es todavía muy médico aquí y las clínicas a menudo tienen un estándar como en Alemania hace 30 años. ¡La tasa de PDA es extremadamente alta y tienes a mujeres atadas a la cama hace sólo 10 años!

Las áreas de nacimiento a veces parecen una sala de operaciones. No hay roaming in, posiciones alternativas de nacimiento y sus ayudas. ¡Eso no me facilitó la búsqueda del hospital adecuado!

Afortunadamente, una clínica privada ha abierto un "lugar de nacimiento alternativo" completamente nuevo dos meses antes de mi fecha de parto.

Incluso hacen posible un parto en el agua, que no se encuentra en la isla. Me encanta el agua y para mí es una gran necesidad. Otro punto importante para mí fue encontrar la posibilidad de que sólo una comadrona, en la que confío, me cuide durante todo el parto.

Una buena comadrona puede darte mucha fuerza y convertirte en una verdadera compañera de parto. Esto cuesta mucha fuerza y nervios.

Esta relajación es inmensamente importante. Por lo tanto, tómese todo el tiempo del mundo y no tome decisiones rápidas. Encuentra el lugar donde te sientas cómodo y la gente en la que puedas confiar al cien por cien.

Sólo hay unas pocas situaciones en las que no tienes una decisión y tienes que dar a luz en un hospital. Sin embargo, esto es muy raro. Si tienes una tendencia, obtén información de ambas direcciones. Desafortunadamente, las historias de terror y la ansiedad son a menudo muy comunes cuando se trata del tema del nacimiento en casa.

No te dejes engañar. También podría contarte algunas malas historias de errores de médicos y parteras en los hospitales. El riesgo de que ocurra algo inesperado en el parto es muy bajo. Para ello contamos con la tecnología moderna y con parteras de parto en casa con mucha experiencia, que en caso de peligro de parto en casa no se ponen de acuerdo o se rompen.

La persona que le acompaña durante el nacimiento es otro punto que me gustaría describir brevemente. Si no tienes un compañero de vida que venga, busca una persona que te conozca bien y que esté contigo en la misma onda. Alguien con quien eres médica y emocionalmente similar también. Esto no siempre significa encontrar a alguien en tu familia. Debes confiar en esta persona y esta persona también debe ser capaz de darte fuerza. Los peores son las personas en un parto que necesitan más atención y cuidados que tú.

No puedes cambiar a tu pareja, pero lo conoces a él y a su comportamiento y puntos de vista. Discuta todo en detalle. Es importante que defina claramente sus deseos y también que se los comunique claramente. Haz un plan de nacimiento y piensa en cómo quieres su apoyo.

Un nacimiento nunca es planificable, pero es útil si tu entorno sabe lo que es importante para ti. Si no quieres dar a luz en casa, piensa en lo que puede transmitir un sentimiento de hogar. ¿Quizás quieras ciertas velas, aceites perfumados, música o tu almohada favorita? Piensa en cosas que te relajen y te den una sensación de bienestar.

La relajación es una de las cosas más importantes en el embarazo y por eso he creado un regalo especial para ti.

Capítulo 9: Elección del lugar de nacimiento

En algún momento del embarazo, bastante temprano, la comadrona debe hablarle de las opciones que tiene sobre el lugar donde le gustaría dar a luz a su bebé. Si esto no ha sucedido, puede solicitar que se revise en su próxima cita.

Puedes dar a luz en casa, o en una unidad de partería (también conocida como "centro de parto", o "casa de casa") o en la unidad principal de parto (sala de partos). Las unidades de obstetricia pueden ser independientes (no anexadas a un hospital - aunque esto es poco probable en el Reino Unido) o adyacentes (en el mismo edificio que la sala de partos principal - más habitual).

Vale la pena investigar un poco sobre cada una de las opciones que se examinan a continuación. Después de todo, cuando planeas unas vacaciones, es probable que pases al menos un poco (¡probablemente mucho!) de tiempo investigando tu alojamiento, o el complejo turístico.

O, si estuvieras planeando una boda, probablemente pasarías bastante tiempo planeando e investigando el lugar y asegurándote de que se ajusta a tus necesidades.

Así que tómate el tiempo para investigar una de las cosas más grandes que harás en tu vida: tener un bebé.

Puede comparar las diferentes unidades de estadísticas de maternidad por unidad visitando http://www.which.co.uk/birth-choice

Si no conoces tus opciones, no tienes ninguna.

Nacimiento en casa

A algunas mujeres les gusta la idea de dar a luz en casa - un lugar donde tienen el control y se sienten menos pacientes, pueden bañarse, y comer y beber lo que quieran y cuando quieran. Es más fácil distraerse en casa y seguir como siempre por más tiempo. Puedes reservar un parto en casa con tu partera. Cuando te pones de parto llamas a tu comadrona y ella o un miembro de su equipo, que probablemente ya conozcas o hayas conocido, se te acercará a tu casa. Cuando el parto es inminente, normalmente llamará a una segunda comadrona para que la ayude. Si reserva un parto en casa puede cambiar de opinión en cualquier momento del embarazo, incluso durante el parto, y optar por ir al centro de maternidad o a la sala de partos.

¿Cuáles son los beneficios de un parto en casa?

Si planeas un parto en casa es más probable que hayas conocido de antemano a la comadrona que te cuidará durante el parto (si tu equipo de parto en casa ofrece lo que se denomina "carga de casos", en la que una comadrona nombrada proporcionará continuidad en la atención). Esto puede ayudarte a sentirte más cómodo y relajado. Las investigaciones han demostrado que el trabajo de parto suele progresar bien en casa cuando la mujer conoce a su partera.

Estás en tu propio dominio, libre de moverte como quieras y de comer y beber lo que quieras, cuando quieras.

Si necesitas ser transferida al hospital, tu partera irá contigo. Puede quedarse, o puede entregarte al cuidado de las parteras del hospital que están de guardia.

Hay menos presión para el parto en un plazo determinado, lo que significa que se ofrecen menos intervenciones para acelerar el trabajo de parto.

Si necesita una intervención médica, su comadrona se encargará de que vaya al hospital local.

Hay menos riesgo de infección en un parto en casa.

Realmente recibes atención personalizada, ya que la comadrona se centrará en ti y en tu bebé, en nadie más. Escuchará regularmente los latidos de su bebé y no dudará en sugerirle que se traslade si sospecha que hay un problema, algo que hará mucho antes de que cualquier situación se convierta en una emergencia.

El nacimiento en el hogar está fuertemente asociado con mejores resultados de la lactancia materna.

Las parteras están altamente capacitadas y entrenadas para atender emergencias.

Parto en casa y seguridad

Las emergencias médicas pueden ocurrir en cualquier lugar, independientemente del lugar donde la mujer dé a luz, pero recuerde que dar a luz es generalmente muy seguro.

Las parteras están altamente capacitadas y entrenadas para lidiar con cualquier situación urgente mientras piden más ayuda. Por ejemplo, si se produjera una hemorragia posparto, la comadrona dispondría de los medicamentos iniciales necesarios para tratarla y organizaría un rápido traslado al hospital.

En algunos casos, se puede alentar a las mujeres que solicitan un parto en casa a que den a luz en el hospital, por ejemplo, en el caso de un embarazo de más de 42 semanas, o si el bebé está en posición de nalgas. Algunas mujeres con embarazos menos sencillos o con factores menos habituales que considerar optan por investigar los pros y los contras de su situación específica y tomar una decisión informada para seguir dando a luz en casa.

¿Qué hay disponible en un parto en casa?

Puedes tener un parto en el agua en casa si alquilas una piscina. A veces se pueden encontrar de segunda mano en línea, y sólo comprar un nuevo transatlántico. Tu equipo de parto en casa puede tener una piscina que puedes contratar.

Puedes alquilar o comprar una máquina TENS y usar esto.

Tendrá acceso a gas y aire.

Puede tener acceso a la petidina o a la diamorfina (opiáceos).

La orientación del NICE establece que debes ser apoyado e informado sobre las opciones de tu lugar de nacimiento. Su médico de cabecera o su comadrona no deben tratar de disuadirla de su elección a menos que crean que hay una razón médica genuina. Si hay una razón médica para sugerir algo, entonces, por supuesto, sería prudente discutirlo y pedir fuentes de investigación e información al respecto. Pero la decisión es siempre suya y es libre de tomar sus propias decisiones, incluso si sus cuidadores no están de acuerdo con usted.

Centro de nacimiento

A veces un centro de natalidad se denomina "hogar lejos de casa" o "suite dirigida por una partera". Dar a luz en un centro de natalidad puede ser una gran opción para muchas mujeres que han tenido embarazos sencillos. Los centros de parto están dirigidos por parteras y no utilizan de forma rutinaria intervenciones médicas si el trabajo de parto progresa bien. Como muchos trabajos de parto progresan bien, los centros de natalidad son una buena alternativa a dar a luz en el hospital.

Si una mujer requiere alguna intervención médica puede ser transferida a la sala de partos. La mayoría de los centros de parto están en el mismo edificio, incluso en la misma planta, que el hospital principal y la sala de trabajo, lo que tranquiliza a muchas mujeres.

Ventajas de utilizar un centro de natalidad

Los centros de parto se sienten más hogareños y menos clínicos, lo que a su vez puede hacer que te sientas más relajada.

Suelen ser más espaciosos, con más equipos disponibles, como taburetes para el parto, bolas de parto y suelos acolchados para arrodillarse cómodamente.

Pueden tener una cama doble disponible para después del parto para que su pareja de nacimiento pase la noche, pero a veces se la quita de en medio o se la dobla contra la pared para animar a las mujeres a no subirse a ella. Esto se debe a que las investigaciones demuestran que estar en posición vertical y móvil durante el trabajo activo tiene muchos beneficios, ya que acorta el trabajo y lo hace más manejable.

Dentro de los centros de nacimiento el nacimiento se considera un acontecimiento normal más que arriesgado, y tener un nacimiento sencillo es mucho más probable. Por parto sencillo se entiende dar a luz por vía vaginal, sin procedimientos ni intervenciones como el parto asistido (fórceps o ventosa), la inducción del parto o el parto por cesárea.

Algunos centros le permiten permanecer en la habitación, con su pareja y el bebé, durante toda su estancia, aunque tendrá que trasladarse si alguien quiere usar la habitación. Otros piden que te transfieran a la sala de posparto en algún momento después del nacimiento.

Las parteras que trabajan en un centro de natalidad han elegido a menudo este entorno ya que tienen un interés apasionado en apoyar a las mujeres en el parto con poca o ninguna intervención.

Contras de usar un centro de natalidad

Si decides que quieres una epidural, tienes que trasladarte a la sala de partos. Si su centro de parto no se encuentra dentro del hospital, pregunte a su partera a qué unidad se trasladaría y cuánto tiempo tardaría.

¿Qué hay disponible en un centro de natalidad?

Muy a menudo las piscinas están conectadas a tuberías o hay disponibles piscinas inflables.

Puedes alquilar o comprar una máquina TENS y usar esto.

Tendrás acceso a entonox (gas y **aire).**

A veces las parteras están entrenadas y pueden ofrecer masajes de aromaterapia o reflexología.

A menudo podrá recibir petidina o diamorfina para aliviar el dolor durante el parto si así lo desea.

Hay menos equipo visible, lo que ayuda a dar la sensación de que el nacimiento es un evento normal.

Si su bebé necesitara cuidados especiales, sería trasladado a la unidad de cuidados especiales para bebés, que en la mayoría de los casos estará en el mismo edificio.

Aunque el traslado puede no producirse al instante, a menos que se trate de una emergencia, siempre puedes cambiar de opinión y trasladarte del centro de maternidad a la sala de partos si así lo deseas, por ejemplo, si decides que ahora quieres una epidural (las epidurales no están disponibles en el centro de maternidad).

Sala de partos/laboratorio del hospital

Algunas mujeres eligen dar a luz en la sala de partos porque les tranquiliza.

Si una mujer recibe atención médica por parte de un consultor, es más probable que se le ofrezca la sala de partos que el centro de maternidad.

Sin embargo, el hecho de estar en el entorno hospitalario hace que sea más probable que se le ofrezcan intervenciones, lo cual es algo a tener en cuenta. También hay menos privacidad en un ambiente de hospital.

Si ha tenido un embarazo complicado o es probable que necesite un parto por cesárea por razones médicas, se le animará a dar a luz en el hospital, en la sala de partos.

Su cuidado seguirá siendo proporcionado por las parteras, pero los médicos estarán disponibles si es necesario. Es poco probable que conozcas a tu partera antes de tu nacimiento.

¿Qué hay disponible en la sala de partos?

Tendrá acceso a una epidural, petidina/diamorfina y entonox (gas y aire).

Algunas salas de parto tienen piscinas para partos disponibles - pregúntele a su partera o revise la sección ¿Cuál? Sitio web de nacimiento para ver si traer su propia piscina es una opción.

Acceso a una unidad de cuidados especiales para bebés.

A algunas mujeres les gusta empezar en el centro de partos y trasladarse a la sala de partos si sienten que les gustaría una epidural. Una vez que estés en tu habitación en la sala de partos puedes hacerla tuya. Puede que te guste:

Bajen las luces lo más que puedan.

Cubrir las ventanas con persianas de oscurecimiento.

Trae luces de hadas a pilas para un hermoso y suave resplandor.

Cubre cualquier equipo no utilizado con una bufanda o una manta/toalla para que se sienta menos clínico.

Las bolas de nacimiento deben ser provistas, pero puedes traer las tuyas propias.

Subir o bajar la cama para no tener la tentación de subirse a ella y no moverse mucho después.

Trae la música.

Traiga un aceite esencial de su elección para respirar de un trozo de tela.

Cubre el reloj para que no te concentres en él.

Capítulo 10: Empacando la bolsa de nacimiento

A algunas personas les gusta hacer dos bolsas, una para el parto y otra para después del nacimiento. Es una buena idea que tu pareja de nacimiento tenga su propio bolso también con una muda de ropa, artículos de tocador y bocadillos dentro (¡así no te quitarán el alijo!). Si vas a ir al hospital o al centro de maternidad, puedes dejar la bolsa de posparto en el maletero del coche, para ahorrar espacio.

Un buen consejo es dejar todo lo necesario para el parto y la bolsa de nacimiento en la cama y pedirle a tu pareja que lo empaque. De esa manera él o ella sabrá exactamente dónde está todo.

Probablemente sólo usarás unas pocas cosas que traigas, pero como puede ser difícil saber cuáles serán esas cosas, ¡empacar para la mayoría de las eventualidades es normal! Empaca lo suficiente para una noche. Si necesitas más, tu pareja o un amigo puede ir a casa y conseguirte cosas.

Aquí hay algunas sugerencias para considerar:

Tus notas de maternidad si todavía son la versión portátil.

Varias copias de tu hoja de preferencias de nacimiento - puedes pegar una en la pared también (trae una pegatina si quieres hacer esto).

Una máquina TENS con baterías de repuesto y almohadillas de repuesto.

Comida - una selección de artículos dulces y salados para ti y tu pareja biológica. Nunca sabes lo que te puede gustar. Si le gustan los plátanos, estos proporcionan buena energía, al igual que las frutas secas. La comida para después del parto también es buena, por si acaso es en mitad de la noche y no hay nada abierto.

Botellas de agua con tapón deportivo o pajillas dobladas para que puedas mantenerte hidratado fácilmente en cualquier posición en la que estés.

¡Cargador de teléfono - si usas el teléfono como cámara, esto es especialmente importante para esas primeras fotos! De la misma manera si usas tu teléfono móvil para escuchar descargas de hipnóbulos.

Números de teléfono anotados, en caso de que el teléfono se agote y no puedas cargarlo.

Cámara si no planeas usar tu teléfono.

Artículos de tocador.

Tapones para los oídos.

Un aceite de transporte normal o un aceite de masaje para el embarazo para masajes o poner unas gotas de cualquier olor que le guste (siempre que sea seguro inhalar o tener en la piel durante el parto) en algún tejido para ayudar a la relajación. Esto es útil, ya que si te hartas del aroma puedes quitar la tela.

Música para escuchar, o si es hipnótica, los MP3 de relajación si no están ya descargados en el teléfono móvil. Si es relevante, lleve una máquina que funcione con pilas (un ordenador portátil o una forma de reproducir sus MP3 o su lista de reproducción de música), en caso de que no pueda conectar las cosas.

Cosas para que el ambiente sea lo más oscuro posible... ¿máscara de ojos? ¿Persianas de apagón? ¡La habitación es tuya para que la cambies como quieras!

Rociado de agua para mantener la frescura.

Un fanático.

Una muda de ropa suelta y cómoda para ti.

Compra franelas baratas, mójalas en agua y congélalas por separado en bolsas para sándwiches. Luego puedes sacarlos y usarlos en la parte posterior de tu cuello para refrescarte.

Una bolsa de agua caliente - algunas mujeres encuentran el calor reconfortante.

Bata.

Zapatillas.

Calcetines.

Chancletas para la ducha (¡antideslizantes!).

Un camisón o una camiseta grande.

Bálsamo labial.

Banda de pelo. Si tienes el pelo largo, es posible que quieras atarlo.

Almohadas en sus propias fundas - el olor familiar de la casa será muy reconfortante y mucho más cómodo que los almidonados del hospital. Usa fundas no blancas para que el personal sepa que las almohadas son tuyas desde casa.

Toallitas para refrescarse rápidamente.

¡Los artículos de tocador para un refresco más largo! Dese el gusto de usar un lujoso jabón o gel de ducha. El simple hecho de cepillarse los dientes puede ayudar a refrescarte.

Una toalla.

Bolsa de posparto

Ropa cómoda y suelta para ir a casa.

Sujetador de lactancia y almohadillas para el pecho.

Almohadillas de maternidad - probablemente necesitará alrededor de 3-4 paquetes de estas ya que requerirán ser cambiadas cada 2-3 horas durante el primer par de días más o menos. El sangrado postnatal es normal y saludable después del nacimiento, ya sea por cesárea o vaginal.

Ropa interior vieja o barata, grande y cómoda.

Cepillo de pelo.

Pijamas/algo para relajarse.

Ropa para su bebé como un sombrero, un par de trajes elásticos, una rebeca, un par de chalecos.

Una camisa de noche que se abre por delante para facilitar el contacto piel a piel con su bebé cuando lo alimenta.

Manta de bebé y/o traje para la nieve si hace frío.

Calcetines y/o escarpines (dependiendo del clima).

Pañales.

¡Silla de coche en el coche, ya practicada o instalada y lista para salir!

*Recuerde siempre quitarse la ropa voluminosa antes de poner a su bebé en su asiento de coche. Si hace frío, puedes poner una manta sobre las correas del asiento del coche una vez que estén bien aseguradas.

**Merece la pena revisar el asiento del coche para asegurarse de que está bien colocado, ya que muchos no lo están y por lo tanto son inútiles. Hay especialistas independientes en asientos de coche, o a veces los ayuntamientos ofrecen un servicio gratuito de revisión de asientos de coche.

Capítulo 11: Técnicas básicas de hipnobutirio

RELAJACIÓN (Y TÉCNICAS DE RELAJACIÓN)

Únete a un gran número de madres en general que han encontrado las delicias de un parto tranquilo y relajado.

¿Por qué aprender en una clase?

Tendrás la oportunidad de conocer a otros guardianes esperanzados y ofrecerles encuentros.

Trabajará con un experto certificado y como inductor de trance y educador de hipnoterapia le mostraré las estrategias de hechicería que funcionan para usted. Puedo decirle la mejor manera de utilizar los procedimientos de la forma más viable posible durante el embarazo y en el pasado, y tendrá la oportunidad de hacer el mismo número de preguntas que desee y tendrá la opción de ensayar sus nuevas aptitudes.

Hay un centro alrededor de usted y su cómplice con el objetivo de que usted se comprometa de manera similar con el procedimiento de nacimiento. Esto incorpora la ayuda post-natal también con un énfasis en ustedes como guardianes, pero además en las poco comunes asociaciones familiares que son importantes en las conexiones de sonido.

¿En qué medida es el régimen?

El régimen es parte de sesiones de 4 semanas y cuesta £295 por pareja.

El siguiente régimen comienza el 9 de septiembre de 2019 y habrá regímenes adicionales que funcionarán de manera consistente. Además, ofrezco 121 sesiones y fines de semana privados de hipnoterapia, así como hipnoterapia privada para cualquier parte de tu vida.

Relajación progresiva

Los sistemas de desenrollado para atormentar a los ejecutivos en el trabajo

¿Cuál es el problema?

Esta revisión Cochrane vio si los sistemas mente-cuerpo para desenvolverse, por ejemplo, procedimientos de respiración, representación, yoga o música, ayudarían a disminuir la agonía y mejorarían los encuentros de trabajo de las mujeres. Hemos reunido y examinado todos los exámenes importantes para responder a esta investigación.

¿Por qué razón es esto significativo?

La agonía del trabajo puede ser seria, con la presión del cuerpo, el nerviosismo y el miedo exacerbándola. Numerosas damas podrían querer experimentar el trabajo sin utilizar drogas, o estrategias molestas, por ejemplo, una epidural. Estas damas frecuentemente van a tratamientos correlativos para disminuir el poder de la agonía en el parto y mejorar sus encuentros de trabajo.

Numerosos tratamientos correspondientes son utilizados por las damas en trabajo de parto, incluyendo terapia de agujas, estrategias de mente y cuerpo, amasado, reflexología, drogas naturales u homeopatía, hechizo, música y curación fragante. Los sistemas mente-cuerpo para desenvolverse pueden estar ampliamente disponibles para las damas a través de la instrucción de estos procedimientos durante las clases prenatales. Las estrategias de desenvolvimiento incorporan simbolismo guiado, desenvolvimiento dinámico y sistemas de respiración. Además, recordamos el yoga y la música para esta auditoría. Otras revisiones Cochrane difunden el trance en el trabajo de parto, las técnicas manuales (como el masaje de espalda y la reflexología), el tratamiento basado en la fragancia y la terapia con agujas/masaje de puntos de presión. Enormes cantidades de estos sistemas de desenrollado están adaptando las técnicas utilizadas para disminuir la experiencia de la agonía. Estas estrategias utilizan ensayos que planean disminuir la presión y disminuir la visión de la agonía. Es crítico inspeccionar si estos tratamientos funcionan y están protegidos, para que las damas puedan tomar decisiones educadas sobre su consideración.

¿Qué pruebas encontramos?

Descubrimos 15 investigaciones, incluyendo 1731 damas que contribuyeron con información a los exámenes. Los estudios fueron abrazados en todo el mundo, recordando a las naciones de Europa y Escandinavia, y a Irán, Taiwán, Tailandia, Turquía y EE.UU.

Encontramos que las estrategias de desenrollado, el yoga y la música pueden ayudar a las damas a supervisar el tormento de trabajo, a pesar de que la naturaleza de la prueba difiere entre bajo y bajo, y se requiere más información. Asimismo, en estos preliminares hubo variedades en la forma en que se utilizaron estos métodos. No había pruebas inequívocas de que estos tratamientos afectados ayudaran al parto vaginal o por cesárea. Había información deficiente para afirmar si estas estrategias afectaban a la condición del niño durante el parto.

La utilización de algunos tratamientos relajantes, el yoga o la música puede ser potencialmente útil para disminuir la fuerza de la agonía, y para ayudar a las damas a sentirse más a cargo y felices con sus trabajos. En cualquier caso, la gran variedad de estrategias utilizadas en estos exámenes hace difícil establecer explícitamente lo que puede apoyar a las damas. De esta manera, es necesario realizar más investigaciones.

Cartas que desaparecen

HipnoNacimiento - El Método Mongan - es un programa prenatal terminado que muestra estrategias directas pero explícitas de auto-escritura, desenvolvimiento y respiración para el embarazo y el nacimiento.

Felicity Lamb, 27, es la madre de Bernie, nueve meses. Trabajó en métodos de HipnoParto durante todo su embarazo y los utilizó eficazmente para lidiar con su tormento en el parto.

¿Cómo pudiste obtener algunas respuestas sobre el HipnoBirthing?

Mi generalmente excelente compañera Zoe eligió hacer un régimen de HipnoBirthing después de haberlo intentado cuando estaba embarazada de su primer hijo. Me reveló lo relajado que podía ser. En ese momento, cuando mi compañera Jen lo tomó, pensé... debo descubrir más. Así que Jen me prestó un libro y un CD, y yo lo tomé desde ese momento.

¿De qué estrategias te diste cuenta?

He aceptado mucho. La Técnica de Relajación del Arco Iris - en la que se imaginan objetos de varios colores de esta manera, por ejemplo, agua para el azul y un maizal para el amarillo - fue extremadamente útil y debería ser posible con el CD. La música es magnífica y realmente lleva tus reflexiones de acuerdo con la progresión característica de la vitalidad dentro de tu propio cuerpo.

Las "certificaciones para un parto más simple y abierto" realmente me ayudaron a través de la experiencia del nacimiento en sí. Las insistencias son palabras o expresiones seguras que se repiten para ayudar a desencadenar la personalidad intuitiva sin vacilar, desde "Creo que mi cuerpo y yo sigo su camino" hasta "Mi niño se mueve con delicadeza a lo largo de su aventura". Leí mis expresiones elegidas día a día durante todo el embarazo, sentí que era mejor cuando las decía para que todos las oyeran en mi habitación - realmente me ayudó a reconocer que podía hacerlo.

Masaje de toque ligero

Descargue sus analgésicos naturales a través del masaje de toque ligero

De vez en cuando, cuando necesitamos relajarnos tras un monótono período de siete días de trabajo, nos dan un masaje en la espalda. Intenta recordar la última vez que tuviste un masaje en la espalda. ¿Cómo te sentiste? ¿Te sentiste algo mareado? ¿Te sentiste igual de despreocupado en el mundo?

Nosotros como un todo podríamos querer tener un masaje de espalda de vez en cuando, a la luz del hecho de que un masaje de espalda descarga endorfinas en nuestro sistema de circulación. Estas endorfinas son hormonas regulares que son más fuertes que la morfina en lo que respecta a la disminución de las sensaciones y nuestra visión de la agonía.

Eso implica que dentro de nuestro cuerpo hay un analgésico característico que se activa por contacto. Nuestro cuerpo descarga endorfinas debido a las sensaciones sólidas como una forma de controlarlas. Nuestras endorfinas viajan a través de nuestros nervios desde la mente.

Las endorfinas y el dolor

La llegada de las endorfinas por los nervios restringe algunos o la totalidad de los mensajes de tormento que suben al cerebro. Para algunas damas, las endorfinas también cambian enfáticamente la memoria de su introducción a la experiencia del mundo y a veces actúan un impacto amnésico y fantástico.

Sin las peligrosas reacciones de las epidurales y la mediación medicinal durante el parto, las endorfinas son uno de los factores clave para tener un parto tranquilo, sencillo y sin esfuerzo.

Intente revisar las instantáneas de afecto con su cómplice. ¿No enviaron los lentes de contacto ligeros un impulso a tu cuerpo, haciéndote sentir algo inestable o incluso somnoliento? Esa es la intensidad de los contactos que influyen en nuestros nervios, y envían endorfinas a todo nuestro cuerpo.

Un masaje en la espalda, mientras tanto, disminuye el pulso, reduce la tensión circulatoria y expande el régimen sanguíneo y el flujo linfático, afloja los músculos, mejora el alcance de las sensaciones y, en particular para el parto, construye endorfinas.

Las mujeres en el nacimiento son, de vez en cuando, irrazonablemente sensibles a los masajes profundos de la espalda, por lo que un amasado de toque ligero es el enfoque más ideal para activar estas hormonas desensibilizantes de la agonía.

Técnica de masaje de toque ligero:

Mientras que el masaje de toque ligero es el enfoque más ideal para descargar endorfinas para ayudar a que el parto sea más simple y más tranquilo, a pocas de las futuras madres les gustará este método. Algunos se inclinarán por un tipo alternativo de masaje, así que deberías ensayar que fue un cómplice, e intentar comprobar tu respuesta al masaje.

El Masaje de Tacto Ligero es sólo uno de los numerosos aparatos en los Regímenes de Hipnobirismo Hub que puede utilizar para hacer su introducción al mundo más simple, más tranquila y sin esfuerzo. Para más práctica en el masaje de toque ligero, puedes ver la exposición de video.

Anclas

Una estancia es una relación física con una inclinación. Obviamente pueden ser negativos o positivos, sin embargo, nos centramos en lo positivo en el hipnobarrio. La melodía fue una lucha para mí y me hizo ver cómo me sentía en ese momento. Las estancias son un recurso increíble para usar en la hipnoterapia. Pueden ser algo que ves, oyes, hueles, saboreas, sientes o contactas.

Trabajando en el hipnobirismo se pueden hacer grapas que traerán sentimientos de tranquilidad, desenvoltura, bienestar, certeza y confianza durante el nacimiento. Estos pueden ser moldeados desde numerosos puntos de vista. Las insistencias, el contacto y el frotamiento de espalda, el hipnobuceo que desenrolla los MP3S, los aceites curativos fragantes, los solaces caseros, por ejemplo, una almohadilla o cubierta muy querida y las fotos se utilizan en conjunto en la preparación para plantar estancias en su psique, lo que logrará emociones positivas que podrá reproducir y dibujar después durante el nacimiento.

Estos no sólo hacen una reacción física real en su cuerpo, por ejemplo, manteniendo sus músculos sueltos, su respiración profunda y moderada, su pulso y la tensión circulatoria inalterada, sino también una reacción apasionada innovadora en su cerebro. Así que de cualquier manera que nazca su hijo lo conectará con sentimientos de energía, serenidad y felicidad.

Trabajar en los métodos de respiración durante el embarazo es una de las principales tareas para desenvolverse. El simple hecho de pasar cinco minutos al día tendrá un efecto significativo. Incluya un olor y una música muy apreciada a la mezcla y tendrá tres estancias innovadoras, que le ayudarán a sentirse suelto y tranquilo en el enorme día. ¡Estos pueden ser utilizados después del nacimiento también! Cualquier afiliación positiva que hayas hecho con ellos volverá a inundarte, haciendo que te sientas suelto, centrado y más conectado a tierra.

Aquí hay una breve actividad de desenrollado para ti, que puedes ensayar cuando quieras y donde quieras. ¡Se lo agradezco!

Asegúrate de estar sentado screno y seguro.

Empieza a respirar profundamente por la nariz y una respiración más prolongada por la boca. Cierra los ojos.

Imagina que el aire sube por la nariz y baja a los pulmones. Ponga sus manos en su región media, sienta el aire que crece en sus costillas y llega a su hijo.

En la salida de la respiración puedes sentir tu mandíbula, lengua y hombros relajarse. Cada vez más con cada respiración. Puedes ver a tu bebé acurrucado y alegre dentro de ti.

Rehacer un par de veces en tu cerebro - me siento suelto, me dejo llevar por la tensión y confío durante el tiempo que pasé en el parto.

Abre los ojos y vuelve a respirar un par de veces para cambiar de acuerdo con el tiempo y el lugar actuales.

TÉCNICAS DE RESPIRACIÓN

La disminución de las sensaciones durante el parto puede hacer que su introducción al mundo sea más simple, más rápida y más estable, sin embargo, ¿es esto realmente concebible? ¡Si lo es! Puedes disminuir las sensaciones durante tus trabajos con los sistemas de respiración correctos.

Con la información y los aparatos que le ayudarán a aprovechar sus habilidades características y actividades mentales, podrá experimentar sus inundaciones de forma suave y efectiva. Afortunadamente, los procedimientos de respiración de Hypnobirthing Hub pueden ayudarle a superar sus inundaciones o retiros, dándole más consuelo, tranquilidad y poder durante su trabajo.

¿Hasta qué punto sería capaz de inhalar sumergido? ¿Treinta segundos? ¿Un minuto entero? Para un número significativo de nosotros, mantener la respiración sumergida es una tarea problemática. Numerosos competidores y grandes nadadores o saltadores, sin embargo, pueden aguantar la respiración durante siete minutos o más sumergidos.

¿Cómo lo harían? Esto se debe a que incrementan su límite pulmonar e inhalan profundamente en su diafragma. ¿No te gustaría poder hacer eso?

Afortunadamente, con suficiente práctica y tutela, puedes. ¿Por qué? Esto se debe a que tendrías que inhalar profundamente para aflojar tus músculos y dejar tu útero libre de tensión. Esto te ayudará a cuidar y supervisar la agonía y la preocupación durante tu introducción al mundo.

A través del Hub de Hipnobirnación, se familiarizará con los sistemas de respiración correctos para hacer frente a sus inundaciones y para reducir su agonía durante el nacimiento. Esta clase de respiración también ensanchará el cuello del útero, lo que disminuirá el tiempo de parto.

Técnica respiratoria del centro de hipnoventirugía Infografía respiratoria de sobretensión

Respiración del estómago

En el momento en que experimentas tus inundaciones o retiradas, no necesitas recordar estrategias confusas. Sólo tienes que recordar ejemplos de respiración que ahora son normales para tu cuerpo.

La respiración de la inundación es relajante para el estómago. A lo largo de cada inundación, tienes que inhalar igual y profundamente, respirando hacia abajo en tu diafragma, sintiéndolo subir y crecer.

En la respiración relajada, descubres cómo tranquilizarte, y no hay diferencia en el lugar donde inhalas. En la respiración de inundación, es crítico inhalar en el estómago o en las tripas. Hay algunas personas que regularmente inhalan en sus vientres. Hay otras personas que inhalan en sus pechos. Por lo tanto, es crítico observar sus ejemplos de respiración.

Haz este ejercicio rápido: Ponga una mano en su pecho y otra en su estómago. Relájate todo lo que puedas, y pon el poder o el esfuerzo en tu relajación. Simplemente vea adónde va su respiración.

En la remota posibilidad de que usted rutinariamente profundice en su pecho, su costilla confina acuerdos y requiere más vitalidad y esfuerzo para mover esas costillas hacia arriba. A lo largo de estas líneas, durante una inundación, cuando inhalas en tu intestino, tu respiración se vuelve cada vez más lenta. Usas menos vitalidad y obtienes más oxígeno. Cuanto más oxígeno inhale en su estómago a través de la inundación, mejor para usted, sus músculos y su bebé.

Disminución del estrés

En el momento en que haces la respiración de inundación, extiendes la región media y los pulmones, lo que da a los músculos verticales de tu útero más espacio para alcanzar hacia abajo y tirar de los músculos de la rotonda. Este espacio adicional para los músculos del útero disminuye la potencia de la inundación y hace que sea más fácil de supervisar.

Cuanto más inhale en su vientre, más simples serán las impresiones de peso de la inundación para usted. Trate de no asustarse por la respiración del estómago en caso de que esté acostumbrado a respirar en el pecho. ¿Has visto a los bebés en reposo últimamente? Inhalan con sus estómagos. La respiración estomacal le vendrá normalmente. Simplemente necesitas algo de entrenamiento.

Aquí está cómo (Técnica de respiración de sobretensión):

Localice sus dedos simplemente dirigiéndose al botón de la panza (sólo los dedos centrales se pondrán en contacto).

Inspira larga, lenta y completamente por la nariz hacia la región media, respirando lo más lejos que puedas.

A medida que tomes tus dedos se desmoronarán (cuanto más profunda sea la respiración, más alejados estarán tus dedos).

En ese punto gradualmente inhale por la boca mientras sus dedos vuelven al simple contacto una vez más.

¿Poco a poco, durante todo el tiempo que pueda, para llegar a un número agradable, tal vez 10? (¡Intente no contener la respiración! Usted y su bebé necesitan oxígeno.)

Inhalen gradualmente hasta llegar a un control similar.

Gradualmente toma 1,2,3,4,5,6,7,8,9,10 (o lo que sientes directamente por ti).

Inhala gradualmente 1,2,3,4,5,6,7,8,9,10 (o lo que sientas directamente para ti).

Sigue tomando a lo largo de estas líneas durante cinco respiraciones de entrada y salida.

Adapte las exhibiciones de video de los métodos de hipnobirismo gratuitos o únase a nuestras clases en Manly para ensayar la relajación de la inundación. La planificación puede ayudar mucho a simplificar su introducción al mundo. Puedes ver nuestro manual de sonido de hipnobrinaje libre y mejor hipnobrinaje para comenzar tu viaje hacia un nacimiento más estable y soberbio.

RESPIRACIÓN TRANQUILA

Técnicas de respiración del centro de hipnoterapia: Relajación Respiración

Es cualquier cosa menos un espectáculo sin precedentes para un anticipo de que la mamá debe frenarse y sentirse aterrorizada por el trabajo, en particular una mamá primeriza que ha escuchado cada una de las anécdotas sobre nacimientos agonizantes. Normalmente, cuando empieza a gritar, el especialista o el cuidador médico dice: "Relájate". Simplemente relájate. Tienes que calmarte".

En el momento en que te empujan o te aprietan, nunca es sencillo tranquilizarse, relajarse e inhalar apropiadamente. Es problemático, pero no es factible. Con la hipnoterapia, puedes relajarte e inhalar tranquilamente para quitarte el peso del cuerpo, para aligerar el tormento durante el trabajo.

Con el Hypnobirthing Hub, puede utilizar métodos de respiración sin cuerda, que le ayudarán a resistir las ganas de entrar en pánico y soltarse durante el embarazo, durante las inundaciones y durante el trabajo. Este tipo de procedimiento respiratorio es perfecto para los tiempos de inicio o etapas previas al trabajo y en medio de las inundaciones para permitirle relajarse. Cuanto más te relajes, más se extraerán tus músculos, más simple será tu trabajo.

Desenrollar la respiración es algo más que trabajar en la inhalación y la exhalación. En definitiva, ¿cómo se hace? Haz este breve ejercicio:

Cierra los ojos, toma una larga inspiración y después una larga espiración. ¿Descubre la respiración interna o la externa con mayor facilidad?

Como la respiración o la expiración es más relajante, te concentrarás más en esto cuando te relajes. Su respiración será el doble de larga que la respiración interna.

Desenvolverse entre sus oleadas

En medio de las compresiones es cuando el miedo y la inquietud se cuelan. De hecho, incluso un comentario apresurado que cuestione su capacidad para enfrentar las inundaciones, o una mirada dudosa hacia usted puede hacer que empiece a sentirse aterrorizado y con los nervios de punta.

Desde que nacemos como criaturas bien evolucionadas y tenemos una reacción tan básica en el momento del nacimiento, nuestros impulsos son excesivamente elevados y nos sentimos extremadamente delicados a partir de ahora.

No puedes controlar a todos y a todo lo que te rodea durante tu introducción en el mundo, pero puedes controlar tus propios sentimientos y hacer una sensación de tranquilidad en cualquier momento que lo necesites. En el caso de que alguna vez sienta que le vendría bien un poco de relajación adicional entre las inundaciones, simplemente tome un par de respiraciones de relajación y siéntase restaurado y seguro de nuevo.

Técnica de respiración de desenrollado

Permita que sus párpados se cierren con delicadeza.

Deliberadamente, caiga y afloje la mandíbula, el cuello y todo el cuerpo.

Inspira gradualmente por la nariz (o la boca) hasta llegar a la marca de cuatro (4). Toma 1,2,3,4

Espire gradualmente por la nariz (o la boca) hasta llegar a la marca de ocho (8). Inhala 1,2,3,4,5,6,7,8

Rehacer varias veces o, como se espera, sentirse magníficamente suelto.

Es igualmente crítico recordar que esta respiración es un procedimiento de respiración delicado que se centra en la respiración básicamente desde la parte superior del pecho (o lo que se sienta directamente para usted). No es explícitamente la respiración estomacal, como en la respiración de inundación, lo que puedes averiguar en nuestro blog.

Tenga en cuenta que una disciplina cuidadosa produce resultados prometedores (o prácticamente impecables). En la remota posibilidad de que necesites sentirte cada vez más suelto y responsable de tu introducción al mundo, puedes mirar en nuestras clases de Hipnobirthing en Manly o descargar nuestro Manual de Régimen de Estudio de Hipnobirthing en Casa Descargas donde puedes sintonizar nuestras grabaciones digitales y concentrar diversos sistemas de respiración de nuestro manual.

Para ver cada vez más directamente punto por punto y poco a poco sobre las estrategias de respiración desenrollada, mira nuestra Música de Relajación Hypnobirthing, ¡y mantente constantemente en sintonía con nuestro blog!

Técnicas de respiración, hipnoterapia, hipnosis

RESPIRACIÓN DE SOBRETENSIÓN

Respiración diseñada durante el parto: Técnicas y beneficios

La respiración diseñada alude a la demostración de la respiración a cualquier número de tasas y profundidades potenciales. Unas pocas damas se inclinan a respirar profundamente, utilizando su estómago para llenar sus tripas con aire. Otras se inclinan hacia la respiración ligera, respirando sólo lo suficiente para llenar su pecho. El objetivo es descubrir diseños de respiración que tengan un impacto tranquilizador y aflojador. Su respiración debe ser a un ritmo agradable y no debe hacer que se sienta tímido o inestable.

Cuanto más averigüe sobre el trabajo y el nacimiento, más percibirá cómo se utilizan varios ejemplos de respiración en varias etapas. Descubrirá cómo utilizar la respiración para concentrarse en hacer de cada compresión una pieza beneficiosa del procedimiento de parto. Independientemente de si está embarazada o no, la respiración diseñada es útil para adaptarse a diferentes tipos de agonía, inconvenientes, tensión y temor.

Ventajas de ensayar diseñado relajante

La respiración se convierte en una reacción programada al tormento

La madre permanece en un estado cada vez más relajado y reaccionará de forma más decidida al comienzo del tormento.

La musicalidad duradera de la respiración se calma durante el trabajo

Da una sensación de prosperidad y control

El oxígeno expandido da más calidad y vitalidad tanto a la madre como al niño

Lleva la razón a cada retiro, haciendo que las constricciones sean progresivamente lucrativas

La respiración y la relajación diseñadas pueden convertirse en estrategias para manejar los factores estresantes de la vida.

Instrucciones paso a paso para ensayar el diseño relajante

Las condiciones de conducción congestionadas, los dolores cerebrales y las tareas de la unidad familiar dan la oportunidad de ensayar métodos de respiración distintivos y hacerlos parte de su práctica diaria. Para recrear el trabajo, algunos instructores de trabajo recomiendan agarrar un bloque de hielo mientras ensayan métodos de respiración convincentes.

Instrucciones paso a paso para empezar

Hacia el principio y el final de cada compresión asegúrese de tomar una profunda, purificadora y relajante respiración. Esto mejora la concentración y da más oxígeno al bebé, a los músculos y al útero.

Diseños de respiración para la fase principal del trabajo:

Respiración lenta

Comience a respirar con moderación cuando los retiros sean lo suficientemente graves como para que no pueda volver a caminar o hablar a través de ellos sin detenerse. Utiliza un relajante moderado durante el tiempo que creas que es acomodaticio. Cambie a otro ejemplo en el caso de que se ponga tenso y no pueda volver a relajarse durante las compresiones.

Toma una respiración ordenada, un gran murmullo cuando comienza la retirada. Descargue toda la presión (vaya cojeando todo terminado - de la cabeza a los pies) mientras inhala.

HIPNO-PARTO POR CLARA LA MADRE

Concéntrese.

Inspira gradualmente por la nariz y espira por la boca, permitiendo que todo el aire salga con un murmullo. Un respiro hasta que el aire parezca "necesitar" entrar una vez más.

Con cada exhalación, concéntrese en aflojar una parte alternativa de su cuerpo (vea Técnicas de relajación).

Respiración acelerada por la luz

Respire en forma ordenada, un gran murmullo cuando comience la compresión. Descargue toda la presión (vaya cojeando todo terminado - de la cabeza a los pies) mientras inhala.

Concéntrese.

Inspira gradualmente por la nariz y espira por la boca. Acelera y ayuda a tu respiración a medida que la compresión aumenta en fuerza. En el caso de que la compresión llegue a su fin pronto, en ese momento deberías acelerar el proceso de la constricción. Si se va superando paso a paso, se trabajará hasta alcanzar la velocidad máxima de forma más gradual. Mantén la boca y los hombros sueltos.

A medida que la retirada disminuye en fuerza, modere continuamente su ritmo respiratorio, volviendo a tomarlo por la nariz y sacándolo por la boca.

En el momento en que la compresión se cierra, toma tu respiración completa, exhala con un murmullo.

Respiración variable (de transición)

Esta es una variedad de luz relajante. En algunos casos se alude a ella como "golpe de jadeo" o "hee-hee-who" relajante. La respiración variable se une a la respiración superficial ligera con una exhalación ocasional más larga o cada vez más articulada. La respiración variable se utiliza en la organización principal en caso de que se sienta abrumado, incapaz de relajarse, desanimado o agotado.

Respire en forma ordenada, un gran murmullo cuando comience la constricción. Descargue toda la presión (vaya cojeando todo terminado - de la cabeza a los pies) mientras inhala.

Concéntrese en su cómplice o en un punto de convergencia, por ejemplo, una imagen.

En el momento en que la retirada se cierra, toma un par de respiraciones profundas de aflojamiento con un gemido.

Respirar para abstenerse de empujar en un momento inapropiado

Habrá momentos a lo largo de las dos fases de trabajo en los que tendrás que empujar o pesar, sin embargo, no es el momento ideal. La mayoría de las damas necesitan contener la respiración durante estos minutos, especialmente los problemáticos. Absténgase de contener la respiración tomando y sacando continuamente o levantando la mandíbula y soplando o jadeando. Esto te protege de añadir al empuje que tu cuerpo está haciendo ahora.

Diseños de respiración para la segunda fase de trabajo

Eliminación Respiración

Se utiliza una vez que el cuello del útero está completamente agrandado y la segunda fase de trabajo ha comenzado.

Respire hondo... un gran gemido cuando comience la compresión. Descargue toda la presión (vaya cojeando todo terminado - de la cabeza a los pies) mientras inhala.

Concéntrese en que el bebé se desanime o en otro cuadro positivo.

Inhala gradualmente, dándole a la constricción la oportunidad de controlarte. Acelere o ayude a su respiración como algo vital para su comodidad. En el momento en que no puedes luchar contra la tentación de empujar (cuando te "pide" que participes), respira hondo, dobla la mandíbula hacia el pecho, gira el cuerpo y encaja hacia delante. En ese punto, agáchate, mientras sostienes la respiración o descargas gradualmente el aire con un resoplido o un gemido. Lo más importante de todo es que se afloje el suelo pélvico. Ayude al niño a descender descargando cualquier presión en el perineo.

Después de 5-6 segundos, descarga tu aliento, en ese punto toma y saca. En el momento en que la inclinación a conducir asume el control sobre la participación por acopio. La fuerza con la que empujas es dirigida por tu sensación. Procederán a lo largo de estas líneas hasta que la constricción desaparezca. El deseo de empujar viaja por todas partes en ondas durante la compresión. Utiliza estos descansos para inhalar profundamente dando oxígeno a tu sangre y a tu hijo.

En el momento en que la compresión se cierra, afloja tu cuerpo y toma un par de respiraciones tranquilas.

Respiración de nacimiento

Por sí solo, el término trance significa "una estrategia durante la cual un individuo se encuentra con cambios propuestos en la sensación, la observación, el pensamiento o la conducta". Se alude a una variante específica marcada de hipnotizar durante el procedimiento de parto como el HipnoBirthing.

Mientras que este pensamiento fundamental ha existido por mucho tiempo, el término particular fue engendrado en el libro de 1989 HypnoBirthing: A Celebration of Life compuesto por la inductora de trance Marie Mongan. Sus pensamientos se ven afectados por los defensores del "nacimiento normal" temprano, el Dr. Jonathan Dye y el Dr. Grantly Dick-Read.

En su centro, HipnoBirthing espera permitir a una mujer manejar cualquier temor o inquietud que pueda tener alrededor del nacimiento. Incluye diferentes procedimientos de desenrollado y auto-mesmerización para ayudar a aflojar el cuerpo antes y durante el trabajo y el nacimiento.

Se piensa que cuando el cuerpo y el cerebro están en un estado de relajación total, el nacimiento puede ocurrir con mayor rapidez y sin esfuerzo, ya que el cuerpo no lucha contra el procedimiento característico.

TÉCNICA DE VISUALIZACIÓN

3 visualizaciones de nacimiento para rockear tu nacimiento

No tienes que utilizarlos todos. Varias cosas reclaman a varios individuos. ¿Quizás simplemente elegir una pareja para ensayar?

En el momento en que llegue la inundación, imagina un edificio de olas. Es más, a medida que la inundación se va haciendo más subterránea, la ola se hace más grande y más grande y más grande hasta que a la larga llegas a la cima y la ola se cae. Estás en el lado opuesto. Tú lo hiciste. Ya lo superaste. Además, en este momento, reajustas tu psique hasta que llegue la siguiente. Completamente suelto. Apreciando que cada ola se presenta un poco más cerca de tu pequeño. Tus músculos trabajan mejor cuando están relajados. Ondas

Imagina una diosa situada frente a ti. Ella es maravillosa, concentrada y con los pies en la tierra. Ella es sólida e increíble. Su vitalidad de dama es divina. Ella está limpia. ¡Ella eres tú! Imagina la vitalidad que corre como sea que ella pase a través de ti también. Diosa

En el momento en que las sensaciones se hacen más profundas y empiezas a necesitar inhalar a través de ellas, las sensaciones que crees que realmente tu útero está atrayendo hacia arriba para permitir que tu hijo salga. De esta manera, un pensamiento está en la respiración interna que puedes imaginar en tu mente burbujas que se elevan y después, a medida que inhalas gradualmente, sin embargo, tu boca, puedes tener la oportunidad de imaginar que abruman las bolsas de aire a medida que siguen subiendo.

TÉCNICAS ULTRAPROFUNDAS

Tener un bebé es una de las dotaciones más asombrosas de la vida y tener la opción de hacer, sostener y dar a luz una nueva vida es completamente una maravilla. Sin embargo, cuando numerosas damas piensan en la idea de concebir una descendencia, esto frecuentemente las llenas de temor y frenesí. Los medios de comunicación podrían ser acusados de esta inclinación previamente establecida al igual que otras personas que comparten sus terribles relatos de trabajo y lo agonizante que fue la experiencia. ¿El trabajo realmente necesita ser así? ¿O hay otra opción?

LIBERANDO EL MIEDO

Ser capaz de liberar los miedos es una gran parte de la hipnoterapia. Cuando escuchas una historia de nacimiento negativa, añades o completas tu "biblioteca de mentes de nacimiento" con más historias negativas. Puede que no parezca mucho en ese momento, pero no puedes "desoír" las cosas que se dicen y tu mente subconsciente lo recuerda todo. Ahora es el momento de centrarse únicamente en la preparación para un nacimiento positivo. En lugar de ver o leer las noticias a última hora de la noche, lo cual suele ser una experiencia menos que relajante, podría optar por escuchar su MP3 hipnótica (la mayoría de los guiones que aparecen más adelante en este capítulo están disponibles como MP3).

Mira un video de nacimiento positivo, lee algunas historias de nacimiento positivas o únete a una página de Facebook de hypnobirthing como **Baby Bumps - Hypnobirthing South London** para tener tu feed de noticias lleno de historias e información de apoyo y positivas sobre el nacimiento.

Piensa de dónde vienen tus miedos, ¿son realmente tus miedos o son sólo cosas que has escuchado en el camino? El nacimiento es muy seguro para la mayoría de las mujeres, pero tendemos a recordar sólo las cosas negativas que escuchamos.

Escriba sus preocupaciones, ya sea sobre el nacimiento o cualquier otra cosa que quiera liberar. Pregúntate "¿qué probabilidad hay de que esto ocurra?", "¿es mi verdad, o es la historia de alguien más?" Si "XYZ" está realmente en las cartas para ti, pregúntate "¿con quién puedo hablar para ganar algo de perspectiva en todo esto?" A veces la acción de simplemente escribir tus miedos y/o hablarlo con alguien en quien confías, es suficiente para sacártelo de la cabeza y hacerlo sentir un poco menos abrumador.

Si después de pensar honestamente en tus miedos todavía sientes que son muy reales para ti, concéntrate mucho tiempo en escuchar el guión de liberación de miedos/MP3 (puedes encontrar este guión más adelante en este capítulo) y escúchalo por encima de los demás hasta que empieces a sentir un cambio o una alteración. ¡También puedes leer otros libros de hipnoterapia y saturar tu cerebro con tantas fuentes diferentes de historias de nacimientos positivos como sea posible! Si es posible, asista a un curso de hipnoterapia.

Considere la posibilidad de ver a un hipnoterapeuta experimentado si siente que nada de lo anterior le está ayudando o si todavía se siente atrapado por el miedo.

TOMA DE DECISIONES INFORMADAS

El trabajo de parto y el nacimiento no siempre van como se espera y es útil mantener una perspectiva flexible al respecto. Dicho esto, escribir un plan de preferencias de parto es muy importante ya que te permite empezar a pensar en tus deseos para tu nacimiento y en lo que podrías querer en otras situaciones en caso de que tu nacimiento tome un rumbo diferente. Hay un ejemplo de un plan de nacimiento en este libro.

A veces, durante el curso de un parto puede surgir una complicación inesperada y su partera puede sugerirle una forma de proceder. Tu comadrona puede preguntarte cómo te sientes sobre "X, Y o Z" y puede ser difícil saber cuál es la mejor manera de seguir adelante. Está absolutamente bien que le hagas saber a la Comadrona cuáles son tus preferencias de parto, y siempre que no sea una situación de emergencia (y será obvio si lo es), puedes hacer todas las preguntas que quieras. Hacer preguntas puede ayudar a reunir información, sentirse involucrado y tomar decisiones informadas, en lugar de tomar decisiones basadas en el miedo y lo desconocido, o sentirse empujado a una decisión sin comprenderla completamente.

Las diferentes parteras tienen diferentes enfoques y, por muy maravillosas que sean las parteras, sólo son humanas y, como el resto de nosotros, posiblemente tienen una forma preferida de hacer algo, pero puede haber otra forma de lograr el mismo resultado, sea cual sea. Siempre vale la pena hacer preguntas. A continuación, algunas sugerencias:

"¿Qué alternativa hay a la 'X'? ¿Hay alguna otra opción que podamos considerar?"

"¿Cómo puede afectar lo que sugieres a mi pareja y a nuestro bebé?"

"¿Podría explicar eso un poco más ya que no lo entiendo completamente?"

"¿Está bien mi pareja/bebé?"

- y recuerda usar la herramienta de toma de decisiones BRAIN.

La toma de decisiones informadas hace que el nacimiento sea positivo. Una mujer y su pareja que sintieron que podían hacer preguntas relevantes, obtener información y entender completamente antes de acordar algo, es más probable que se sienta con poder. Este es un tema tan importante - puede cambiar potencialmente el curso de su experiencia durante el trabajo de parto y el nacimiento, por lo que se siente escuchada y respetada durante el nacimiento, con sólo involucrarse plenamente y hacer unas pocas preguntas sencillas. Durante el parto, puede pedir 5 minutos a solas para pensar en lo que se le sugiere, sin que nadie se cierna sobre usted esperando una respuesta inmediata.

Capítulo 12 : Importancia de la lactancia materna

La lactancia materna tiene beneficios para la salud tanto del bebé como de la madre. También es una forma maravillosa para que tanto la madre como el niño se vinculen y se entiendan a su manera. Ahora estás bien preparada y sabes qué esperar una vez que empieces este maravilloso viaje de la lactancia.

Todos queremos lo mejor para nuestros bebés, tanto si elegimos amamantarlos como si no. Hay numerosos beneficios de la lactancia materna que usted y su bebé disfrutarán.

Para el bebé:

Después de dar a luz a tu bebé, se colocarán en tu pecho. Tu bebé encontrará el camino hacia el pezón y comenzará a amamantar. Este es el momento mágico que has estado esperando, ¿verdad? El bebé se amamantará por primera vez, y lo más importante, llegará a tomar el nutritivo calostro. El calostro es la primera leche que es gruesa y de color amarillento. El calostro es importante para su bebé porque contiene una alta concentración de anticuerpos y nutrientes que su recién nacido necesita para empezar a construir un sistema inmunológico fuerte.

El meconio es la primera caca de tu bebé. El calostro ayuda a su bebé a pasar el meconio porque contiene capacidad laxante y resultados.

La leche materna contiene una gran cantidad de vitaminas y nutrientes que su bebé necesita para crecer sano y luchar contra las enfermedades e infecciones. Al igual que la construcción de una casa en la que nos aseguramos de que los cimientos son fuertes, la lactancia materna también asegurará un buen comienzo para su bebé en lo que respecta a la salud.

La lactancia materna crea un tiempo de unión de calidad para ti y tu bebé. A medida que su bebé se amamanta, pueden registrar su olor y usted, como madre, reconocerá lo que significa cada sonido y cada llanto de su bebé.

Beneficios para mamá:

Si ha amamantado antes, ¿recuerda el dolor que sintió en el abdomen mientras amamantaba? Eso fue tu útero contrayéndose. Esas contracciones ayudan a reducir el sangrado que continúa después del nacimiento.

La lactancia puede ser una forma de anticoncepción, al menos durante los primeros seis meses después del nacimiento.

Aumentaste unos o muchos kilos durante el embarazo. La lactancia materna le ayudará a reducir y/o eliminar la grasa del bebé por completo.

La lactancia materna eliminará el riesgo de congestión, ya que se asegurará de que su bebé haya amamantado la leche acumulada.

Como la lactancia materna ayuda a mantener alejadas las infecciones y enfermedades del cuerpo de tu bebé, te ahorrarás gastos médicos ya que tendrás pocas o casi ninguna cita con el médico, lo cual es algo muy bueno, ¿verdad?

Para obtener todos los beneficios de la lactancia materna, por favor, amamante a su hijo casi inmediatamente o unas pocas horas después del nacimiento, dependiendo de cuando usted y el bebé estén estables, hasta los 6 meses. En pocas palabras, amamantar exclusivamente durante 6 meses.

Capítulo 13: Responsabilidades posteriores al nacimiento

Una de las lecciones clave que te será útil es saber la forma correcta de hablarle a tu hijo. Tienes que estar seguro de que estás siguiendo los detalles de manera adecuada. Aquí, vamos a discutir la forma en que necesitas hablar con tu hijo.

Su forma de hablar y la manera en que transmite sus puntos es extremadamente importante. Puede que no sea fácil transmitir tu punto de vista al instante, pero cuando lo sigas intentando, seguramente podrás explicarle a tu hijo la razón por la que eres tan persistente en un tema específico.

Por lo tanto, hablemos de algunos de los factores clave que debe tener en cuenta para asegurar que su hijo crezca y se convierta en un adulto responsable.

El acicalamiento correcto

Cuando tu hijo está creciendo, tienes que inculcarle los modales adecuados. Si tiene cuidado, no debería tener dificultades para ejecutar este paso. El verdadero problema comienza cuando la comprensión de que has ignorado el aseo golpea más tarde en tu vida.

Cuando permites que tu hijo elija su propio camino y nunca te molestaste en hablar con él sobre las lecciones importantes de la vida, puede que no ayude mucho. Esta es la razón: tendrás que trabajar en el tipo de aseo que le ofreces a tu hijo.

Cuando los niños son relativamente jóvenes e ingenuos, es mucho más probable que sigan lo que sea que les digas. Así que, en lugar de dejar que se pierdan y se den cuenta mucho más tarde en la vida, la solución más inteligente es asegurarse de que estás trabajando en los detalles a la edad adecuada.

Aquí, voy a compartir algunos de los mejores consejos que te serán útiles cuando busques preparar a tu hijo de una manera adecuada. Por supuesto, esto no implica de ninguna manera que sea la lista completa y tienes que ceñirte a ella rígidamente. La crianza de los hijos, como se mencionó antes, es un trabajo flexible. Nunca encontrarás ninguna regla escrita en blanco y negro. Este libro será la guía que puede mostrarte el camino, pero la ejecución final siempre está sobre ti.

Así que, déjame ver algunos puntos realmente importantes que te ayudarán a tener una idea clara de cómo el acicalamiento y la forma en que se hace es importante al principio de su vida.

Creando la conexión correcta

Para ayudar a su hijo a convertirse en un adulto responsable, es extremadamente importante hacer la conexión correcta. Aquí hay algunos consejos que pueden ser útiles.

El amor lo conquista todo

No hace falta ser un genio para saber que el amor tiene el poder de conquistar todas las fronteras posibles. Cuando amas a alguien, es muy evidente que le gustará hablar contigo. Es difícil convencer a alguien que no te quiere, en comparación con alguien que te quiere mucho. Es por eso que necesitas estar seguro de que amas a tu hijo.

Algunos de nosotros tenemos el hábito de ser demasiado severos o estrictos cuando intentamos hacer responsables a nuestros hijos. Pero debes saber que la falta de amor puede resultar un punto extremadamente problemático. Cuando quieres asegurarte de que estás haciendo un gran trabajo como padre, nada supera al amor.

Tendrás que dar la cantidad adecuada de amor a tu hijo porque tu incapacidad de amar creará una brecha que nada podrá llenar. Por eso el principal método a utilizar es primero amar a su hijo y luego mirar todos los demás aspectos que pueden ser de ayuda.

Una vez que consigues ganarte su confianza y amor, es más probable que sean receptivos a todo lo que tengas que decir. Ganarse el corazón de los niños no es una tarea hercúlea y aquí hay algunos puntos que debes saber. Sin duda, seguir esto le traerá buenas recompensas y le permitirá tener éxito en el objetivo de resolver las cosas.

No reprenda a su hijo por cada error que cometa.

Cuando quieras disciplinar a tu hijo, debes asegurarte de no regañarlo de vez en cuando. ¿Alguna vez te has preguntado qué te daría una reprimenda? Intente ponerse en el lugar de su hijo y luego juzgue si debe elegir o no regañarlo. Si pasas mucho tiempo reprendiendo a tu hijo, eventualmente terminarás perdiendo su fe y confianza y esto puede llevarte a muchos más problemas de los que habías esperado. Ha habido muchas investigaciones y estudios científicos que han demostrado que regañar a un niño puede tener en sus hijos repercusiones psicológicas equivocadas de las que usted podría haber esperado.

Por lo tanto, necesitas saber dónde trazar la línea. No le recomiendo que mime a su hijo hasta el punto de que le entretenga todos sus deseos, pero al final, asegúrese de no regañarlo todo el tiempo. Esto romperá su confianza interior y puede incluso llevar al resentimiento y la insatisfacción. Esto tiene el potencial de estropear permanentemente su relación.

Dejemos que se entiendan...

Este es un punto importante que mucha gente se pierde. Si encuentra a su hijo haciendo algo malo, no debe llegar a sus propias conclusiones. Muchas veces, sucede que las perspectivas pueden realmente alterar una situación. Llegar a una conclusión apresurada tiene una forma de mostrarte la imagen equivocada. Aunque su hijo se equivoque, dele una oportunidad para justificar lo que hizo. Esta oportunidad de justificación es una de las mejores maneras de ganar su confianza. También le envía el mensaje correcto: que toda persona merece una explicación. Y no sólo con la crianza de los hijos. Hemos visto muchas relaciones desmoronarse simplemente porque la gente nunca deja que otros justifiquen lo que hicieron. Esta puede ser una de las principales causas de las divisiones. Cuando permites que tu hijo exprese su punto de vista, en realidad le estás mostrando cuánto confías en él. Este es otro movimiento psicológico ya que hará que su hijo vea una vez más la creencia que tiene en ellos.

Muéstrales la diferencia entre el bien y el mal

Cuando creciste, cometiste muchos errores, ¿no? Es por eso que necesitas sentarte y explicar tu punto de vista de por qué no deberían haber hecho algo. No va a ser fácil y puede que tengas que explicarlo más veces de lo que habías planeado. Pero al final valdrá la pena. Por lo tanto, no se rinda ante la necesidad de explicarle a su hijo lo que está bien y las cosas que hizo mal. Cuando están creciendo, pueden tener una idea equivocada y en tales casos, tener el mentor perfecto que esté dispuesto a enseñarles los diferentes detalles es una forma ideal de evaluar dónde se han equivocado las cosas. No te apresures en la crianza de los hijos porque es algo que te debe gustar hacer. Cuando estés dispuesto a formar parte de la vida de tu hijo, empezarás a apreciar cada cosa. Cuando le explique a su hijo la diferencia entre lo que está bien y lo que está mal, intente utilizar tantos ejemplos como pueda. La imaginación de un niño es muy vívida. Cuando puedas elaborar tus ideas con las historias adecuadas, es probable que lo sigan y confíen en ti tanto como sea posible para ellos. Una vez que su hijo confíe lo suficiente en usted, creerá en su juicio y será más fácil impartirle las lecciones correctas.

Estas son las tres formas en las que puedes amar a tu hijo pequeño y hacer que crezca y se convierta en un gran adulto que algún día te hará sentir orgulloso de lo que ha resultado ser. Por supuesto que puedes añadir más a estos puntos y también puedes crear tus propias estrategias y planes. La idea es estar seguro de que estás siguiendo los instintos clave y a tus hijos les encantará pasar tiempo contigo.

Modifica tu tono

Es importante modular su tono de manera que le ayude a mejorar la forma en que su hijo se conecta con usted. Hay muchos padres que pierden la calma en el momento en que su hijo es acusado de hacer algo malo. ¿Realmente crees que gritar con la voz alta va a ayudar? ¿No es mucho mejor sentarse y hablar de ello que reprender a su hijo?

Los niños pueden detectar hasta el más mínimo cambio en su tono y a menudo puede enviar la señal equivocada. Cuando deseas que tus hijos crezcan para ser adultos responsables, regañar y usar un tono duro no va a funcionar. Más bien deberías hacer hincapié en usar un tono comprensivo.

Deje que se abran

Cuando tu tono se muestra tan duro y altivo, hará que tus hijos te teman. Camina en sus zapatos y pregúntate si alguna vez te gustaría confesar algo a alguien que te asuste. La respuesta es, por supuesto, no y por lo tanto usted necesita estar seguro de que está tratando de la mejor manera de explicar su punto sin asustar a su hijo.

Si quieres que tus hijos se abran a ti y acepten que se han equivocado, primero tienes que ganarte su confianza. Cuando tu principal objetivo es permitir que tus hijos se conviertan en grandes adultos, tienes que hacerles entender la necesidad y la importancia de que se apropien de sus errores.

Piense en una situación en la que se enteró de los errores que cometió su hijo. Por supuesto que le dolería y por lo tanto no sería mucho mejor si su hijo se acercara a usted y admitiera el error por sí mismo. Aunque el enfoque debe ser el de preparar a su hijo de manera que no cometa ningún error, es importante señalar que es humano cometer errores.

Por lo tanto, siempre debes tener el tipo de tono que te ayudará a ganar la confianza de tus hijos. Hemos visto padres que podían evocar la confianza correcta en sus hijos y esto aseguraba que no sólo los niños son escépticos de hacer algo malo, sino que, al mismo tiempo, se aseguran de confiar en sus padres en el momento en que se dan cuenta de que han cometido un error.

Algunos de los puntos clave que resultarán útiles cuando busques tener un buen tono son los siguientes.

Nunca hagas el lanzamiento demasiado alto. En el momento en que levante la voz más fuerte de lo normal, seguro que enviará el mensaje equivocado y esto a su vez creará muchos problemas.

No borre la preocupación de su tono. Cuando hables con un niño, recuerda que te diriges a alguien que aún es joven. Cuando eliminas la preocupación de tu voz, es probable que se asusten y asustar a alguien nunca es la forma correcta de enseñar una lección.

La bondad puede conquistar los corazones más duros. Una vez más, es importante que sea lo suficientemente amable con su hijo. Cuando usted es amable con ellos, se asegurará de que usted sea capaz de expresar su opinión y es probable que ellos también le escuchen.

Habla en voz baja, pero di los hechos. No creo en los hechos de la cobertura de azúcar. Tienes que decir las cosas como son. Cuando hable en voz baja, le permitirá enseñar a su hijo la forma correcta de hablar. Las lecciones que sus hijos aprenden son las que ven.

Estos son algunos de los puntos que debes tener en cuenta. Te ayudarán mucho a asegurar que tus hijos crezcan siendo responsables. Poner en práctica todos estos puntos no es lo más fácil y debes estar dispuesto a entender cada aspecto meticulosamente. Sólo cuando haya comprendido estos puntos podrá mejorar su arte de criar de la mejor manera.

Otro punto muy importante que debes recordar todo el tiempo es no gritarle a tu hijo cuando sabes que es culpable. Primero hay que explicar claramente qué hicieron mal y cómo y dónde se equivocaron. A menudo los niños no se dan cuenta de sus errores y regañarlos por algo que se hizo sin querer puede dañar su confianza.

Así que deberías intentar ver su perspectiva, ayudarles a tener una mejor y clara comprensión y luego trabajar para mejorar quiénes son y quiénes pueden llegar a ser.

CONCLUSIÓN

Espero que este libro le haya dado alimento para el pensamiento y la fe en su increíble cuerpo y su poderosa mente. Y espero que las ideas sugeridas para las parejas de nacimiento le sirvan bien.

Si te dicen "no puedes..." o "tienes que..." ¡es una señal de que tienes que hacer preguntas! Tómese siempre el tiempo para hacer su propia investigación y asegúrese de recibir una atención personalizada.

Aunque el nacimiento es impredecible, hay mucho que puedes hacer para que sea positivo, incluso cambiando la sala de partos.

Invierte tiempo y esfuerzo en la práctica de las técnicas de hipnoterapia y respiración, comenzando la práctica diaria tan pronto como puedas.

Considere un curso prenatal en profundidad y/o un curso de hipnoterapia si está abierta a ello, asista a una buena clase de yoga para embarazadas, trabaje en su mentalidad leyendo la mayor cantidad de positividad de nacimiento posible y bloquee toda la negatividad.

Recuerda el acrónimo BRAIN - si preguntas, normalmente siempre hay tiempo para que alguien se tome el tiempo de explicarte las cosas y otra posible opción disponible que no se había mencionado. Usted merece explicaciones claras sobre los beneficios y riesgos de las cosas que se le ofrecen, y que se le señalen las pruebas que lo respaldan.

Para las mujeres que leen este libro - fuiste construida para hacer esto y eres realmente asombrosa.